Aicha Babette Morgaye
Akory Ag Iknane
Silé Souam Nguele

État nutritionnel des enfants de 6-24 mois consultés à l'HGRN au Tchad

Aicha Babette Morgaye
Akory Ag Iknane
Silé Souam Nguele

État nutritionnel des enfants de 6-24 mois consultés à l'HGRN au Tchad

Santé Nutrition

Presses Académiques Francophones

Impressum / Mentions légales
Bibliografische Information der Deutschen Nationalbibliothek: Die Deutsche Nationalbibliothek verzeichnet diese Publikation in der Deutschen Nationalbibliografie; detaillierte bibliografische Daten sind im Internet über http://dnb.d-nb.de abrufbar.
Alle in diesem Buch genannten Marken und Produktnamen unterliegen warenzeichen-, marken- oder patentrechtlichem Schutz bzw. sind Warenzeichen oder eingetragene Warenzeichen der jeweiligen Inhaber. Die Wiedergabe von Marken, Produktnamen, Gebrauchsnamen, Handelsnamen, Warenbezeichnungen u.s.w. in diesem Werk berechtigt auch ohne besondere Kennzeichnung nicht zu der Annahme, dass solche Namen im Sinne der Warenzeichen- und Markenschutzgesetzgebung als frei zu betrachten wären und daher von jedermann benutzt werden dürften.

Information bibliographique publiée par la Deutsche Nationalbibliothek: La Deutsche Nationalbibliothek inscrit cette publication à la Deutsche Nationalbibliografie; des données bibliographiques détaillées sont disponibles sur internet à l'adresse http://dnb.d-nb.de.
Toutes marques et noms de produits mentionnés dans ce livre demeurent sous la protection des marques, des marques déposées et des brevets, et sont des marques ou des marques déposées de leurs détenteurs respectifs. L'utilisation des marques, noms de produits, noms communs, noms commerciaux, descriptions de produits, etc, même sans qu'ils soient mentionnés de façon particulière dans ce livre ne signifie en aucune façon que ces noms peuvent être utilisés sans restriction à l'égard de la législation pour la protection des marques et des marques déposées et pourraient donc être utilisés par quiconque.

Coverbild / Photo de couverture: www.ingimage.com

Verlag / Editeur:
Presses Académiques Francophones
ist ein Imprint der / est une marque déposée de
OmniScriptum GmbH & Co. KG
Heinrich-Böcking-Str. 6-8, 66121 Saarbrücken, Deutschland / Allemagne
Email: info@presses-academiques.com

Herstellung: siehe letzte Seite /
Impression: voir la dernière page
ISBN: 978-3-8416-2349-2

Copyright / Droit d'auteur © 2014 OmniScriptum GmbH & Co. KG
Alle Rechte vorbehalten. / Tous droits réservés. Saarbrücken 2014

Introduction 6

OBJECTIFS 8

PARTIE I: 9

REVUE DE LA LITTERATURE 9

    3.1. DESCRIPTION DU LIEU D'ETUDE 10

        3.1.1. Présentation générale du Tchad [3] 10

        3.1.2. Etat nutritionnel au Tchad 15

        3.1.3. Les recommandations de l'OMS/UNICEF et les indicateurs 16

        3.1.4. Le calendrier d'alimentation de l'enfant de 0 à 24 mois au Tchad 19

            3.1.4.1. L'allaitement maternel 19

            3.1.4.2. L'alimentation de complément au lait maternel 20

        3.1.5. Pratiques alimentaires au Tchad 20

            3.1.5.1. Variétés agricoles et plats tchadiens 20

            3.1.5.2. Tabous alimentaires à N'djamena 21

            3.1.5.3. Quelques fausses idées à propos des enfants gravement malades [5] ... 22

    3.2. RAPPELS 22

        3.2.1. Définitions 22

3.2.1.1. Aliments : 22

3.2.1.2. Nutriment : 23

3.2.1.3. Alimentation : 23

3.2.1.4. Malnutrition : 23

3.2.1.5. Chaîne alimentaire : 23

3.2.1.6. Ration alimentaire 24

3.2.1.7. Nutrition :.. 24

3.2.1.8. Santé : 24

3.2.1.9 Nourrisson :.. 24

3.2.1.10 Sevrage :... 25

3.2.1.11 Diversification : 25

3.2.2. RELATION ENTRE NUTRITION-ALIMENT-SANTE 25

3.2.2.1. Impact d'une bonne alimentation sur la santé :.. 25

3.2.2.2. Impact d'une alimentation inadéquate sur la santé :............................... 26

3.2.2.2.1. Les excès : 26

3.2.2.2.2. Les carences 26

- LA MALNUTRITION PROTEINO-ENERGETIQUE : (MARASME, KWASHIORKOR) CHEZ L'ENFANT 26

3.2.3. DIETETIQUE NORMALE DE L'ENFANT 27

    3.2.3.1. Les différents aliments et leur source 28

    3.2.3.2. Les besoins nutritionnels 30

3.2.4. LA MALNUTRITION PROTEINO-ENERGETIQUE CHEZ L'ENFANT 31

    3.2.4.1. causes 31

    3.2.4.2 les différentes formes de malnutrition proteino-ENERGETIQUE chez l'enfant 33

        3.2.4.2.1 Le marasme 33

        3.2.4.2.2 KWASHIORKOR 34

        3.2.4.2.3 Le kwashiorkor marasmique ou forme mixte [9] 36

3.3. Protocole nationale de prise en charge de la malnutrition au Tchad [5] 36

    3.3.1. Prise en charge de la malnutrition modérée 36

        3.3.1.1. Volet alimentaire 37

        3.3.1.2. Volet médical 37

        3.3.1.3 Conditions de sortie 37

    3.3.2 Prise en charge de la malnutrition sévère 37

        3.3.2.1 Volet alimentaire 38

        3.3.2.2 Volet médical 38

Méthodologie 39

    4.1. CADRE D'ETUDE 40

    4.3. TYPE D'ETUDE 41

    4.4. PERIODE D'ETUDE 41

    4.5. ECHANTILLONNAGE 41

        4.5.1. CRITERES D'INCLUSION 41

        4.5.2. CRITERES DE NON INCLUSION 41

    4.6. TECHNIQUE DE COLLECTE 42

    4.7. DEROULEMENT DE L'ETUDE 42

    4.8. MATERIELS 42

    4.9. LES VARIABLES ETUDIEES 43

    4.10. ANALYSE DES DONNÉES 44

Discussions 73

Conclusion et recommandations 83

Introduction

La croissance de la population mondiale et l'augmentation du niveau de vie exigent une bonne nutrition qui est essentielle pour la survie et le développement harmonieux des enfants [19].

Pour entretenir la vie, être actif et en bonne santé, nous devons disposer d'une nourriture adéquate en quantité, qualité et variété permettant de répondre à nos besoins énergétiques et nutritionnels. Sans une nutrition adéquate, les enfants ne pourront développer tout leur potentiel [19].

L'allaitement exclusif des enfants au sein jusqu'à six mois est nécessaire pour une bonne croissance physique, mentale. C'est une méthode naturelle et facile si la future mère s'y prépare correctement pendant la grossesse [22].

Le paludisme, les infections respiratoires aiguës, les maladies diarrhéiques, la rougeole et la malnutrition constituent 63% des causes de consultation des enfants et 46% des causes de décès [1].

La malnutrition infantile est un problème de santé publique majeur dans les Pays en Développement. L'organisation mondiale de la santé, dans un rapport de 2000 estime que plus d'un tiers des enfants âgés de moins de 5 ans, dans les PED étaient en retard de taille par rapport à leur âge [29], La malnutrition contribue en grande partie à la mortalité infantile en affaiblissant les fonctions immunitaires de l'enfant , en diminuant sa résistance aux maladies infectieuses [29]. En 1995, Pelletier et al ont montré que 50% des cas de décès sont liés à la malnutrition [24]. Au regard de l'ensemble des études réalisées dans les pays d'Afrique, c'est la malnutrition modérée qui est responsable d'une grande part des décès et pas la malnutrition sévère [29]. Des travaux de recherche révèlent que la malnutrition a des conséquences également à long terme : retard du développement moteur et intellectuel [29].

La malnutrition s'installe principalement chez l'enfant entre 0 et 2 ans. Au cours de cette période, l'enfant passe progressivement d'une alimentation liquide et lactée à une alimentation diversifiée semi-liquide puis solide [22].

L'allaitement maternel et l'alimentation de complément sont deux étapes étroitement liées. En effet, à partir de 6 mois, le lait maternel ne suffit plus à couvrir les besoins en énergie et en nutriments de l'enfant. Il doit être complété par des aliments de valeur nutritionnelle adaptée à l'âge et non contaminés tant du point de vue microbiologique que toxicologique [22]. Or dans de nombreux pays, ces conditions ne sont pas respectées et l'on constate une très forte prévalence de la malnutrition protéino-énergétique (MPE) au-delà de 6 mois, âge où les enfants reçoivent une alimentation de complément au lait maternel.

Au Mali et au Tchad, pour les enfants de moins de 24 mois, la malnutrition constitue un réel problème de santé publique en raison de l'importance de cette tranche d'âge dans la vie nutritionnelle de l'enfant, l'effet âge est très marquant pour la malnutrition chronique :

- Pour les enfants de moins de 6 mois, le risque d'être malnutris est multiplié par 5,2 pour le Mali : [34] et 6,7 pour le Tchad: [34]
- Pour les enfants de 12 à 24 mois, les risques de malnutrition sont multipliés par 19,3 au Mali [34] et 32,6 au Tchad [34]
- Les enfants de moins de 5 ans présentant une insuffisance pondérale étaient de 37% au Tchad en 2004[11] et de 33% au Mali en 2006 [10].
- Les enfants souffrant de retard de croissance étaient de 41% au Tchad en 2004 [11] et 38% au Mali en 2006 [10].
- Les enfants de moins de 6 mois nourris exclusivement au lait maternel étaient de 2% au Tchad en 2004 [11] et 58% au Mali en 2006 [10].
- Les enfants de 6 à 9 mois recevant une alimentation complète étaient de 77% au Tchad en 2004 [11] et 30% au Mali en 2006 [10].

Notre étude se propose d'évaluer l'état nutritionnel des enfants de 6 à 24 mois vus en consultation à l'Hôpital Général de Référence National de N'djamena.

OBJECTIFS

2.1. OBJECTIF GENERAL

Evaluer l'état nutritionnel des enfants de 6 à 24 mois vus en consultation à l'Hôpital Général de Référence National de N'djamena en 2009.

2.2. OBJECTIFS SPECIFIQUES

- Déterminer le statut nutritionnel des enfants de 6 à 24 mois vus en consultation à l'Hôpital Général de Référence National de N'Djamena.
- Déterminer le niveau des connaissances, attitudes et pratiques des mères sur l'alimentation des enfants de 6 à 24 mois vus en consultation à l'Hôpital Général de Référence National de N'Djamena
- Identifier les problèmes qui perturbent l'alimentation des enfants de 6 à 24 mois vus en consultation à l'Hôpital Général de Référence National de N'Djamena
- Proposer des solutions correctrices pour améliorer l'alimentation des enfants de 6 à 24 mois

PARTIE I:

REVUE DE LA LITTERATURE

3.1. DESCRIPTION DU LIEU D'ETUDE

3.1.1. Présentation générale du Tchad [3]

Le Tchad, pays d'Afrique centrale entièrement enclavé, situé entre le 7ème et 24ème degré latitude Nord et la 13ème et 24ème longitude Est. Il couvre une superficie de 1 284 000km² et est le 5ième plus grand pays de l'Afrique continental après le Soudan, l'Algérie, la République Démocratique du Congo et la Libye. Limité au nord par la Libye, à l'est par le Soudan, au sud par la République centrafricaine et à l'ouest par le Cameroun, le Nigeria et le Niger (trois États avec lesquels il partage les eaux du lac Tchad). Le pays est dépourvu de toute façade maritime. Le port le plus proche se trouve au Nigeria (port Harcourt), à 1700Km de la capitale N'djamena.

Le découpage administratif comprend 22 régions, 62 départements et 254 s/préfectures. Au niveau intérieur, la communication entre les différentes régions du pays est difficile, pendant plusieurs mois de l'année à cause des inondations pluviales qui rendent inaccessible certaines d'entre elles.

À l'extrémité nord, le massif du Tibesti culmine à 3 415 m au pic Emi Koussi, un volcan éteint, au-delà duquel s'étend la bande d'Aouzou. À l'est, les plateaux de l'Ennedi et du Ouaddaï, moins élevés (910 m), font frontière avec le Soudan. Si le Nord appartient au Sahara, le Centre (massif du Guera, 1 800 m) marque le début de la zone fertile qui se poursuit jusqu'au plateau de l'Oubangui, au sud. Prenant leur source en Centrafrique, les fleuves Logone et Chari arrosent la vaste plaine du sud-ouest, inondée pendant une partie de l'année, avant de se rejoindre à Ndjamena, la capitale. Le Tchad comporte trois zones climatiques :
- saharienne (BET jusqu'au Nord du Kanem qui enregistre moins de 300mm de pluie par an)

- sahélienne (sud du Kanem jusqu'à N'djamena dont les hauteurs des pluies annuelles sont comprises entre 300 et 800 mm de pluie)
- soudanienne(les régions du sud du pays qui reçoivent entre 800 et 1200mm de pluie par an).

La partie centrale, sahélienne, reçoit davantage de pluies (250 à 500 mm par an). La région méridionale bénéficie d'un climat tropical (1 200 mm). Trois saisons sont distinctement marquées :
- une saison chaude de mars à juillet ;
- une saison pluvieuse de juillet à octobre ;
- une saison fraîche durant le reste de l'année. La température moyenne diurne à Ndjamena varie de 33 °C en décembre (14 °C la nuit) à 45 °C en avril (23 °C la nuit).

Le centre du pays est couvert d'une steppe propice aux pâturages. Elle fait place, dans le Sud, à une savane arborée où se trouve l'essentiel des terres cultivables. Les poissons des fleuves Chari et Logone représentent une ressource importante, de même que les mines de natron (carbonate de sodium).

Le Sud recèle un important gisement pétrolier dans la région de Doba, dont l'exploitation a débuté en octobre 2003 grâce à la construction d'un oléoduc reliant les puits tchadiens au terminal camerounais de Kribi. Des gisements d'uranium et de manganèse, dans la bande d'Aozou, demeurent inexploités.

Classé parmi les pays les plus pauvres du monde, 170ème sur 177 selon l'Indice de Developpement Humain du PNUD de 2007 [5], le Tchad dispose pourtant d'importantes potentialités économiques qui sont faiblement valorisé.Cette situation socioéconomique morose est en partie imputable à : l'enclavement, la mauvaise repartition de la pluviométrie dans le temps et dans l'espace,la degradation de l'environnement, la faiblesse du réseau de communication et de transport, l'insuffisance des ressources humaines qualifiées, la mauvaise gestion des ressources, la propagation de la pandemie du VIH/SIDA et les maladies épidémiques et endémiques récurrentes...

Malgré l'augmentation de 40% des infrastructures de santé depuis 1997, la couverture sanitaire reste insuffisante et la repartition inégale.cette faible accessibilité des population aux services de santé est encore renforcée par les moyens de communication rudimentaires du pays. Aussi, les patients se font consulter habituellement tant par des médecins et infirmiers que par des guérisseurs en fonction de la nature de la maladie et de la facilité d'accès.

Le tchad fait partie de l'afrique centrale et de la zone CEMAC, et partage avec les autres pays de la sous région la même monaie : le franc CFA.

Environ 55% de la population vie en deçà du seuil de pauvreté monétaire (2$) et 36% on accès à l'eau potable [7].

La population tchadienne comptait 9 273 000 d'habitants en 2008. Sur la période 1990-1995, la croissance annuelle de la population s'élevait à 2,7 %; la mortalité infantile atteignait 122 ‰ et l'espérance de vie à la naissance était de 47 ans.

La densité absolue de peuplement est faible (7,6 habitants au km²) mais la majeure partie de la population est concentrée dans les zones fertiles, au sud des fleuves Logone et Chari, ainsi que dans les zones urbaines où vivent 25 % des Tchadiens. La capitale, Ndjamena, est la plus grande ville (750 000 habitants en 1994). Les autres agglomérations — Sarh (anciennement Fort-Archambault), Moundou et Abéché — comptent chacune 100 000 habitalents environ.

La population du Tchad est estimée à 9.273.000 habitants composée de plusieurs groupes éthniques, repartis en 4 familles qui sont [27]:
- **Arabe**
  - Niger-congo : Adamaoua

- Le groupe Boua : Boua, Niellim, Tounia, Fania, Koké, Bolgo, zan goula, Goula iré
- Le groupe Mboum : Toupouri, Foulfoudé, Moundang
- Autres : Kim, Besme

- **Nilo-saharienne**
  - le groupe Sara baguirmi : sara madjingaye, goulaye, M'baï, Ngam, Gor, Mongo, Ngambaye , Morom, Baguirmi,sara-kaba, Laka, Naba, kaba
  - Le groupe Saharien : Teda, Daza, Kanembou, Zaghawa
  - Autres : Maba, Tama, Dar sila, Dadjo, Kananga, Marfa,Mimi

- **Afro-asiatique : Tchadique**
  - Groupe Est (Chari baguirmi) : Kwang, Soumray, Kabalay, Lélé, Gabri, Ndam, Kera, Nandjéré
  - Le groupe Est (Guera) : Moubi, Kadjaksé, Birgit, Masmadjé, Mogoum, Sokoro, Moubi
  - Autres : Moussey, Marba, Massa

Le taux d'accroissement naturel est de 3,2%.

Les langues officielles sont le français et l'arabe. Parmi la centaine de langues et dialectes parlés au Tchad, les plus répandus sont le sara, le teda (langues africaines), l'arabe tchadien et surtout le haoussa, qui sert de langue véhiculaire. Les musulmans représentent 53,8%de la population, les animistes 34,8 % et les chrétiens environ 7,4 %.

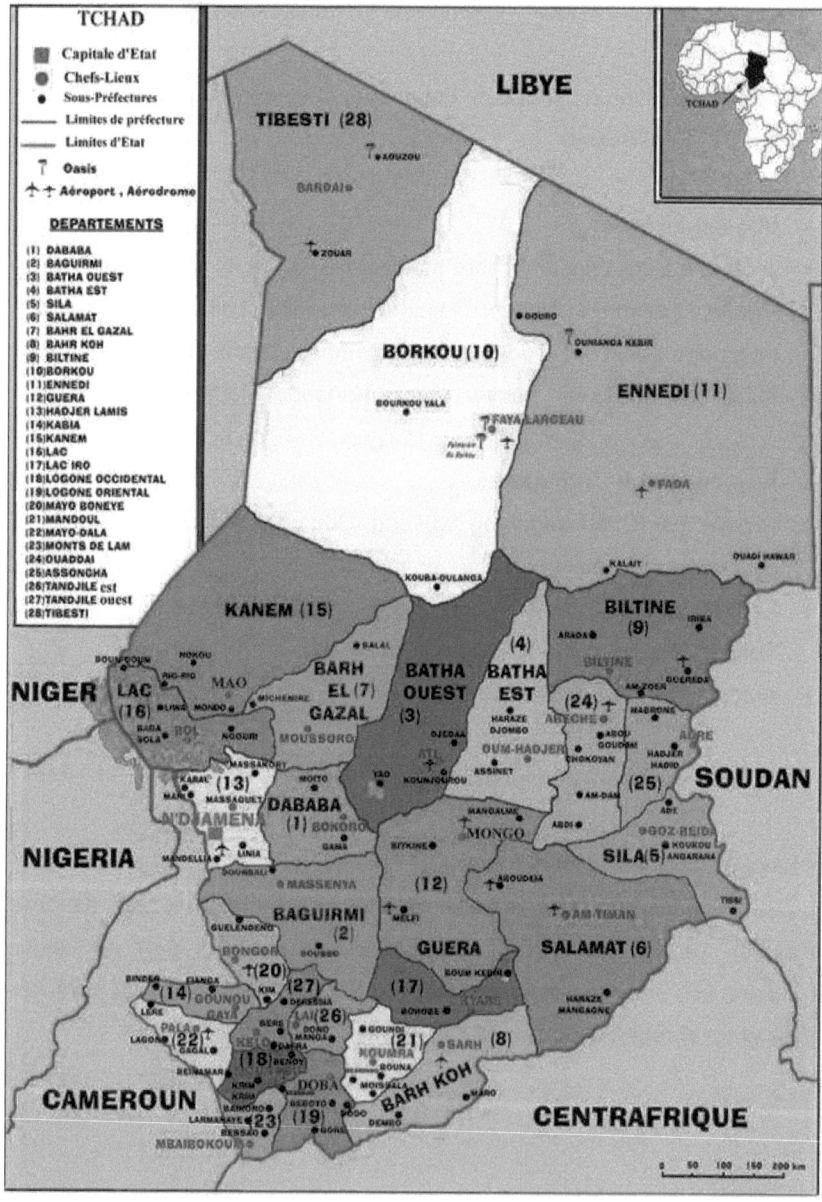

Figure 1 : Carte du Tchad

3.1.2. Etat nutritionnel au Tchad

Au Tchad, les problèmes nutritionnels les plus fréquents sont : la malnutrition protéino-énergétique et les carences en micronutriments (avitaminose A, carence en iode et l'anémie ferriprive). Ces problèmes sont la conséquence de la pauvreté générale de la population, de la faiblesse des services qui limitent l'accès aux soins, de la consommation notamment l'alimentation, de la santé et de l'application par les mères de soins inappropriés voire contraires au bon développement du nourrisson [8].

En effet, d'une situation structurellement excédentaire au plan de l'équilibre des besoins céréaliers dans les années soixante, le pays est passé à une situation déficitaire depuis les années 74-80 à nos jours [4]. D'autre part, l'avènement actuel de la crise financière internationale a sans nul doute des conséquences sur l'état nutritionnel des populations en particulier celui des enfants [8].

La malnutrition infantile au Tchad est restée élevée, sans amélioration pendant la décennie écoulée [4].

Selon l'EDST 2004, 37% des enfants de moins de 5 ans pesaient trop peu pour leur âge (insuffisance pondérale), 14% étaient trop maigres pour leur taille (émaciation) et 41% étaient trop courts pour leur âge (retard de croissance) [11].

Les régions du Kanem, Bahr el ghazal, Batha, Guera, Chari Baguirmi, Hadjar Lamis, N'djamena sont les régions où [4]:
- les enfants de moins de 6-59 mois sont les plus touchées par la malnutrition
- -Le taux de mortalité des enfants de moins de 5 ans est élevé

- le taux de maladies diarrhéiques et infections respiratoires aigües est élevé

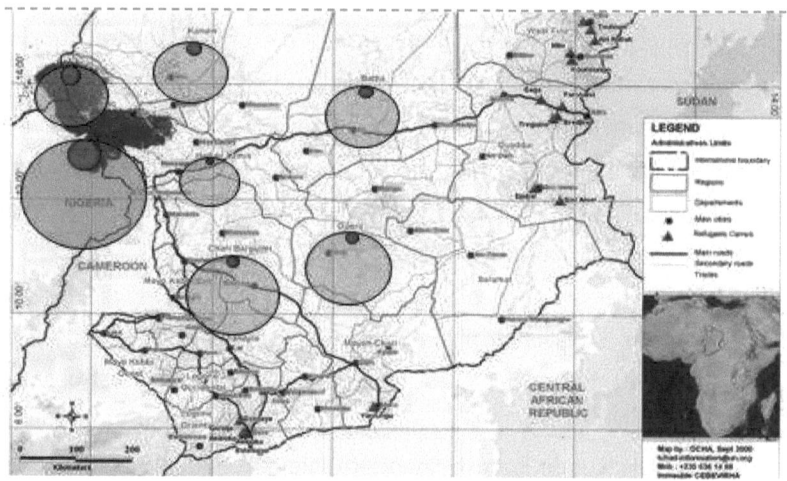

Nombre d'enfants de 6 – 59 mois malnutris, EDS, 2004

Figure 2: Représentation des différentes zones où la malnutrition domine au Tchad

3.1.3. Les recommandations de l'OMS/UNICEF et les indicateurs

Depuis 2001, l'OMS recommande l'allaitement maternel exclusif pendant 6 mois avec une introduction des aliments de complément à partir de l'âge de 6 mois [8]. Un enfant nourri uniquement au lait maternel est protégé contre les infections. L'allaitement maternel exclusif diminue la mortalité infantile, particulièrement dans les pays en développement où les risques de contamination de la nourriture et des liquides sont plus élevés [25].

Les épisodes diarrhéiques de l'enfant sont alors diminués et sa croissance supérieure à celle d'enfants qui auraient reçus d'autres liquides avant les 6 mois. Enfin de nombreuses études révèlent que le lait maternel hydrate parfaitement l'enfant jusqu'à l'âge de 6 mois même sous les climats chauds [12].

L'introduction précoce d'une alimentation de complément et/ou de fluides fait que les enfants sont en partie rassasiés et, compte tenu de la capacité limitée de leur estomac, ils ont tendance à moins téter, ce qui peut réduire la production de lait maternel [19]. Cette pratique peut donc entraîner également une diminution de la fréquence de l'allaitement maternel qui, en écourtant la durée de l'aménorrhée post-partum, augmente le risque pour la femme de retomber enceinte [29]. L'OMS souligne l'importance du colostrum [26] :

Tableau I : **Propriétés et importances du colostrum**

Propriétés	Importances
Riche en anticorps	Protège contre les infections et les allergies
Beaucoup de globules blancs	Protège contre les infections
Purgatif	Elimine le méconium et aide à la prévention de l'ictère
Facteurs de croissance	Aide à la maturation de l'intestin Prévient les allergies et les intolérances
Riche en vitamine A	Atténue la gravité des infections Prévient les maladies des yeux

L'OMS et l'Unicef recommandent de poursuivre l'allaitement maternel pendant au moins deux ans.

L'OMS propose des indicateurs de référence [23]. Ces indicateurs ont d'abord été choisis pour décrire les modes d'allaitement maternel, mais permettent de traduire un ensemble de recommandations sur l'alimentation de l'enfant par rapport à son âge.

En résumé, le calendrier d'alimentation de l'enfant de 0 à 2 ans dans l'idéal doit être un allaitement maternel exclusif jusqu'6 mois, une ablactation à l'âge minimum de 2 ans et une introduction des aliments solides pouvant se résumer de la manière suivante :

Tableau II : Age d'introduction des différents repas

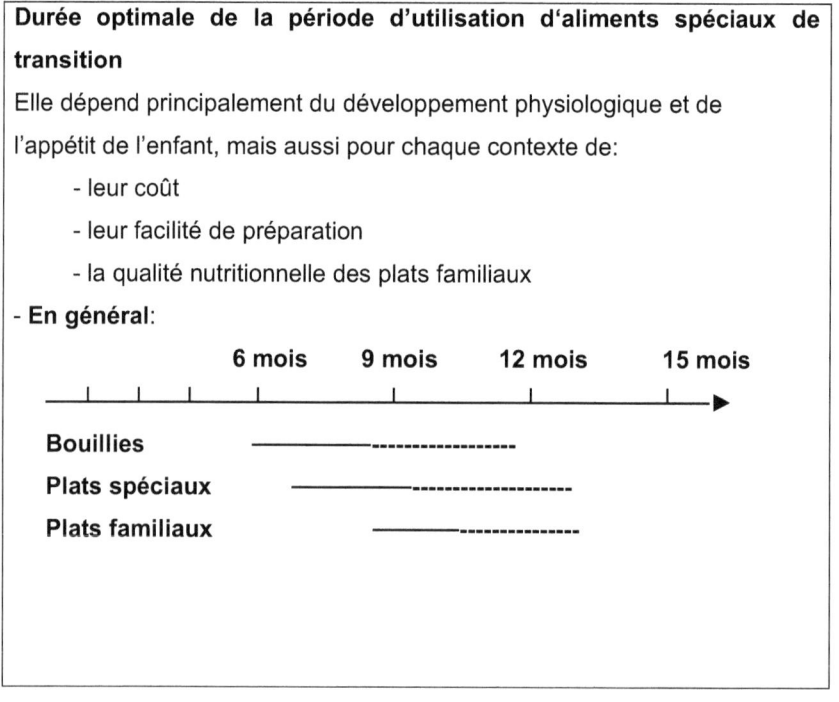

3.1.4. Le calendrier d'alimentation de l'enfant de 0 à 24 mois au Tchad

3.1.4.1. L'allaitement maternel

Les informations récoltées s'appuyant sur l'enquête démographique et de santé au Tchad indiquent [11]:

- *Une mise au sein tardive du nouveau-né* est de 62% en milieu urbain et 64% en milieu rural. C'est dans les vingt-quatre heures suivant la naissance, que l'enfant doit bénéficier du colostrum. De plus, si le nouveau-né n'est pas allaité dans les vingt-quatre heures, il reçoit, à la place, divers liquides qui risquent de le mettre en contact avec des agents pathogènes. Cette situation est plus prononcée en milieu rural où 40,8% des enfants ont été allaités dans les premières vingt-quatre heures contre 44,6% en milieu urbain. Ce respect de la pratique de l'allaitement dès le premier jour de naissance est particulièrement important dans la capitale que les dans autres villes (46,7 % contre 43,3 %).

- *La durée de l'allaitement est proche des recommandations de l'OMS.* L'allaitement maternel au sein est quasi-général, la durée médiane est estimée à 21,4 mois au Tchad dont 17,8 mois en N'djamena (durée médiane d'allaitement la plus courte) et 21,5 en milieu rural. Elle varie selon les caractéristiques sociodémographiques et le niveau d'instruction de 21,5 mois chez les femmes sans instruction à 20,5 mois chez celles ayant, au moins, un niveau d'instruction secondaire.

- *L'allaitement maternel exclusif est très rare*, seulement 2 % des enfants entre 0 et 6 mois ont reçu uniquement le sein. On remarque que même chez les enfants de 0-1 mois, la pratique de l'allaitement exclusif est insignifiante. Si on se limite aux enfants recevant uniquement le sein, la durée médiane de l'allaitement est de 0,4 mois.

3.1.4.2. L'alimentation de complément au lait maternel

L'EDST, montre cependant que bien avant 6 mois, l'introduction de liquides, autres que le lait maternel et d'aliments solides et semi-liquides a lieu à 2-3 mois, 18% des enfants ont reçu d'autres liquides et 8% des céréales ; à 4-5 mois, ces proportions sont respectivement 19% et 36% ; Par contre, à 6-7 mois, âges auxquels le lait maternel ne suffit plus, seulement 19% consomment de la viande, des œufs ou du poisson, aliments riches en protéines et minéraux et 19% des fruits et légumes [11].

3.1.5. Pratiques alimentaires au Tchad

3.1.5.1. Variétés agricoles et plats tchadiens

Le Tchad est un pays à vocation agricole. L'agriculture occupe plus de 80% de la population active [7]. On produits au Tchad le mil et ses variétés, le maïs, l'arachide, les tubercules (patate, manioc, taro, igname), les pois de terre, le haricot, le sésame, le riz, les produits maraichères (tomate, aubergine, carotte, salade, gombo, melon, chou, ail, oignons), les fruits (mangues, goyaves, bananes, papayes, néré, karité, jujubes…) et les légumes [4];

Le plat le plus consommé est la «boule» qui n'est autre que la farine de céréales en pâte accompagné de sauce. La viande (fraîche ou sèche) ou poisson (frais ou sec) y sont associés selon les moyens des familles [4]

Le riz et «kissar» qui sont des crêpes de riz sont également préparés par beaucoup de familles tchadiennes.

Les fruits, tubercules, salades, carottes et lait sont consommés de manière irrégulière [9].

3.1.5.2. Tabous alimentaires à N'djamena

Au Tchad comme dans d'autres pays, certains tabous existent dans les pratiques alimentaires.

A N'djamena, ces tabous existent [9]:
- Le colostrum : partie la plus riche et la plus nutritive du lait maternel ; de par sa couleur jaunâtre, est pressé et jeté car il est considéré comme mauvais et source de différentes maladies.

- L'œuf : source de protéine, est interdit aux enfants de 0 à 5 ans parce que sa consommation serait responsable :
    - du retard de langage, de surdité ou de mutité
    - du vol (l'enfant pourrait devenir plus tard voleur)

- La viande : elle est interdite car sa consommation pendant l'enfance entrainerait :
    - soit la paresse parce que l'enfant aura goûté trop tôt au plaisir de l'alimentation
    - soit le vol

- Le lait de vache : il doit être consommé frais chez les peuls, sans être bouillie. Ce lait peut être source de maladies dont la tuberculose intestinale.

- Le gibier ou viande de chasse : Cette source importante de protéine est interdite dans les milieux musulmans parce que les animaux ne seraient pas tués selon les principes mahométans [36]
- Certains poissons (silure, anguille) : ils ne sont pas consommés par la population du nord du Tchad, parce qu'ils ressembleraient au serpent.

3.1.5.3. Quelques fausses idées à propos des enfants gravement malades [5]

- « l'enfant doit rester à jeun, surtout s'il est malade»
- « ne pas donner d'huile, ça va aggraver la toux»
- « il faut arrêter l'allaitement maternel si l'enfant est malade surtout en cas de diarrhée »
- « si la maman est malade, il faut arrêter l'allaitement ».

3.2. RAPPELS

3.2.1. Définitions

3.2.1.1. Aliments :

L'aliment est une substance en général naturelle du règne animal ou végétal utilisé pour nourrir l'organisme [2]. Exemple : le lait, la viande, le poisson, les légumes, les céréales etc.

Les aliments peuvent être classés selon leur mode d'action au niveau de l'organisme. Il existe les aliments de construction, riches en protéines, les aliments énergétiques riches en glucides et en lipides et les aliments de protection riches en vitamines et sels minéraux.

3.2.1.2. Nutriment :

C'est une substance constitutive des aliments dont l'organisme a besoin pour son développement harmonieux et son bon fonctionnement [2].

3.2.1.3. Alimentation :

C'est le mécanisme par lequel les aliments sont introduits dans l'organisme. Elle permet aussi de calmer la faim [2].

3.2.1.4. Malnutrition :

C'est un état pathologique (anormal) résultant de la carence ou de l'excès relatif ou absolu d'un ou de plusieurs nutriments essentiels, que cet état se manifeste cliniquement ou ne soit décelable que par des analyses biochimiques, anthropométriques ou physiologiques [2].

3.2.1.5. Chaîne alimentaire :

C'est un processus qui va de la production à l'ingestion des aliments en passant par la préparation et la distribution des denrées alimentaires [2].

3.2.1.6. Ration alimentaire

C'est la quantité d'aliments (ou de nourriture) que l'homme doit consommer pour assurer sa croissance normale ou maintenir son poids et son état de santé. En d'autre termes c'est la quantité d'aliments qu'il faut pour satisfaire tous ces besoins nutritionnel courants c'est à dire pour assurer son développement harmonieux, le maintien du fonctionnement des organes vitaux, les synthèses organiques, la protection contre les agressions extérieurs et l'exécution des activités courantes. Cette ration est déterminée pour une période donnée (jours, semaines, mois) [2].

3.2.1.7. Nutrition :

La nutrition est la science qui traite de la composition des substances alimentaires et des phénomènes biologiques par lesquels l'organisme humain tire des aliments les substances nutritives dont il a besoin et les utilise pour son maintien en vie, sa croissance et son développement. C'est aussi l'ensemble des processus de transformation et d'assimilation des aliments dans l'organisme [2].

3.2.1.8. Santé :

C'est l'état de complet bien être physique, mental et social, et ne consiste pas seulement en l'absence de maladie ou d'infirmité (d'après l'OMS).

3.2.1.9 Nourrisson :

Enfant en bas âge de 0 à 2 ans dont l'alimentation est essentiellement constituée de lait, de préférence le lait maternel de 0 à 6

3.2.1.10 Sevrage :

C'est la période de passage de l'alimentation exclusivement lactée au régime varié. Il s'agit d'incorporer au régime de base du nourrisson des « à cotés du lait » tels que : les fruits, viandes, poissons, œufs, fromages [20].

3.2.1.11 Diversification :

C'est l'introduction progressive à partir de 6 mois des aliments autres que le lait pour habituer l'enfant en l'espace de plusieurs mois à une alimentation variée proche de celle de l'adulte [20].

3.2.2. RELATION ENTRE NUTRITION-ALIMENT-SANTE

3.2.2.1. Impact d'une bonne alimentation sur la santé :

Une bonne alimentation permet un développement global et harmonieux de l'organisme. La nutrition remplit des fonctions, digestive, respiratoire, circulatoire, excrétoire et endocrinienne qui permettent l'apport aux cellules des éléments nécessaires à leur croissance, le déroulement des divers métabolismes et l'élimination des déchets de ces métabolismes.

L'organisme humain, comme celui de tout animal et de toute plante, a besoin d'un approvisionnement régulier et suffisant en eau et en substances alimentaires pour grandir, pour se mouvoir, pour travailler, pour réparer les tissus et les cellules qui s'usent et se détruisent chaque jour [2].

Une nutrition adéquate est un besoin fondamental de l'homme et une condition préalable de la santé. La promotion d'une nutrition correcte est l'une des composantes essentielles des soins de santé primaires [2].

3.2.2.2. Impact d'une alimentation inadéquate sur la santé :

3.2.2.2.1. Les excès :

Les excès alimentaires peuvent également entraîner des troubles nutritionnels. Les maladies nutritionnelles regroupent un certain nombre d'affections caractérisées soit par des troubles du métabolisme interne des substances nutritives, soit par un mauvais équilibre de l'apport alimentaire, ces deux facteurs étant souvent plus ou moins intriqués. Parmi les troubles métaboliques, le diabète et la goutte sont les plus fréquents ; la maigreur et l'obésité sont la conséquence d'un déséquilibre alimentaire [2].

3.2.2.2.2. Les carences

Si les besoins nutritionnels ne sont pas satisfaisants, il va s'installer un déficit nutritionnel d'abord infra clinique, qui deviendra par la suite visible et persistant, il s'ensuivra l'installation des maladies nutritionnelles notamment [2] :

- **LA MALNUTRITION PROTEINO-ENERGETIQUE : (MARASME, KWASHIORKOR) CHEZ L'ENFANT**
- les carences en micro nutriments ou oligo éléments

- vitamine A responsable de la cécité crépusculaire ou héméralopie
- vitamine C responsable de scorbut
- vitamine B1 responsable du béribéri
- vitamine B5 ou PP responsable du pellagre
- vitamine D responsable du rachitisme ou de ramollissement des os chez l'adulte
- vitamine K responsable du trouble de la coagulation
- vitamine E responsable de trouble de la reproduction
- iode responsable du goitre, du nanisme ou du crétinisme
- fer et en acide folique responsable de l'anémie
- calcium responsable de scorbut

.

L'OMS reconnaît quatre principaux types de problèmes nutritionnels dans les pays en voie de développement :

1°) La malnutrition protéino-énergétique (MPE) ou calorique ;
2°) Les anémies nutritionnelles ;
3°) Les troubles dus à la carence en iode ;
4°) L'avitaminose A.

3.2.3. DIETETIQUE NORMALE DE L'ENFANT

Pour grandir et fonctionner, le corps humain a besoin d'aliments. Ce besoin est d'autant plus grand que les dépenses du corps sont élevées : cas des femmes enceintes ou allaitant, des malades et des enfants [26].

Chez les enfants, le corps doit non seulement fonctionner, mais il doit surtout se construire et se développer [27].

3.2.3.1. Les différents aliments et leur source

Il existe six sortes d'aliments regroupés en trois familles. Ce sont [14,25]:
- les hydrates de carbones ou glucides ;
- les graisses ou lipides
- les protéines
- les vitamines
- les sels minéraux
- l'eau et les fibres

Les quatre familles ou groupes d'aliments sont donc :

- **Les aliments énergétiques**

Ils fournissent à l'organisme de l'énergie nécessaire à son fonctionnement et à son travail. Leurs origines sont diverses :

- **Origine végétale**

    o Pour les glucides :
        - Ce sont les céréales et leurs dérivés : riz, blé, maïs, sorgho
        - Les racines et les tubercules : taro, manioc, igname, patate douce, pomme de terre
        - Les légumes et fruits
    - Le sucre, le sirop, les confitures

> **Pour les lipides :**
- L'huile de palme et noix de palmiste
- La graisse de sésame, coton, soja et tournesol
- Les arachides et avocats

❖ **Origine animale**

➢ **Pour les glucides :**
- Le lait contient le lactose
- Le poisson et la viande contiennent quelques glucides

➢ **Pour les lipides**
- Les graisses du lait entier, le beurre, les fromages
- Les graisses des animaux et des poissons
- Le jaune d'œuf
- Les margarines (mélanges des graisses végétales et animales)

- **Les aliments de construction**

❖ D'origine animale : viande, poisson, œuf, insectes et escargots, laits et produits laitiers

❖ D'origine végétale :
➢ Les légumineuses : haricots, pois, arachides, soja
➢ Céréales : maïs, sorgho, riz, blé, mil
➢ Les feuilles vertes

- **Les aliments de protection**

Ils comprennent :
➢ Des fruits et légumes : vitamines hydrosolubles (groupe B, C), calcium, fer
➢ Des vitamines liposolubles A, D, E, K (dans la graisses)

- **Les aliments de régulation**

Ils sont constitués par l'eau qui représentent près de 70 à 80 % du poids des aliments et les fibres alimentaires (salades, choux souvent appelés aliments de lests).

3.2.3.2. Les besoins nutritionnels

Il faut distinguer plusieurs aspects de ces besoins à savoir la quantité, la qualité et l'énergie [14].
Les protéines et les glucides fournissent 4 Cal/g et les lipides 9 Cal/g.
Si l'adulte a besoin de 2 200-4 000Cal/j suivant les circonstances, les besoins de l'enfant sont proportionnellement élevés du fait de la croissance de son organisme. Ainsi [14],
- -de 0 à 2 ans : 100 Cal/kg/j
- -entre 2-6ans :1 200-1 500 Cal/j
- -entre 6-13 ans : 1 500-2 500 Cal/j
- -entre 13-18ans : 2 500-3 200 Cal/j

Une bonne nutrition nécessite aussi un apport qualitatif précis. L'aspect le plus important concerne l'apport en protéine. Elles sont indispensables à la croissance, à l'entretien et à la réparation des tissus de l'organisme.
Pour rester en bonne santé, un enfant de 0-1 an a besoin chaque jour de
3 g de protéines/kg/j.
Concernant les glucides, l'enfant a besoin de 10 à 15 g/kg/j, le besoin lipidique est d'environ 3 g/kg/j.

3.2.4. LA MALNUTRITION PROTEINO-ENERGETIQUE CHEZ L'ENFANT

La malnutrition protéino-énergétique (MPE) est l'ensemble des manifestations cliniques dues à un apport quantitatif et/ou qualitatif insuffisant, dans l'alimentation, de substances nutritives nécessaires à la croissance normale et au bon fonctionnement de l'organisme [2].

Le marasme et **le kwashiorkor** sont les deux principales manifestations graves de la malnutrition protéino-énergétique chez le jeune enfant. Les deux types de malnutrition peuvent souvent être associés. Cependant, il existe également des formes frustes de malnutrition protéino-énergétique [9].

3.2.4.1. causes

Les causes de la MPE sont multiples [2]:

✓ **Discordance entre besoins nutritionnels et les apports chez l'enfant :** Dans nos pays, la croissance et le développement rapides de l'enfant nécessitent des besoins nutritionnels deux fois relativement plus élevés que chez l'adulte : **100 kcal/kg/j chez l'enfant d'un an contre 45 kcal/kg/j chez l'homme adulte.**

✓ **Ignorance des parents :** Méconnaissance du régime alimentaire normal et de la valeur nutritive des aliments. (*Les aliments ne contiennent pas souvent les substances nutritives dans les proportions requises; les aliments nécessaires soient disponibles*).

✓ **Grossesses nombreuses et rapprochées :** facteur favorisant d'un état de dénutrition chez la mère, puis chez l'enfant ultérieurement. *(La malnutrition est fréquente chez la mère avant ou pendant la grossesse).*

✓ **Le sevrage brutal ou précoce :** pouvant être la cause de perturbations dans le mode d'alimentation du nourrisson.

✓ **L'ablactation précoce :** Ceci entraîne un manque à gagner très important dans l'alimentation de l'enfant.

✓ **Les interdits alimentaires :** limitent «les bonnes occasions» pour l'enfant d'améliorer son état nutritionnel ».

A titre d'exemples, on peut citer :
- « L'enfant ne doit pas manger des œufs, sinon l'enfant deviendra un voleur ».
- L'enfant ne doit pas manger de poisson, sinon il attrape des vers.
- La suppression de viande ou de poisson dans l'alimentation d'un enfant atteint de diarrhée.

✓ **La répartition du plat familial :** Les hommes adultes sont privilégiés au détriment des femmes et des enfants dont les besoins nutritionnels sont relativement très importants.

✓ **La non-disponibilité des aliments surtout ceux riches en protéines** liée au « sous développement » et au faible pouvoir d'achat des populations.

✓ **Les maladies infectieuses et parasitaires chez l'enfant** dont la survenue fréquente peuvent entraîner une perte de l'appétit ou des troubles nutritionnels parfois très sévères, surtout **la rougeole et les diarrhées fréquentes**.

✓ **La faible couverture sanitaire des populations** : facteur favorisant du développement et de la chronicité de maladies infectieuses et parasitaires diverses, en l'absence de prise en charge adéquate.

✓ **Les famines et les disettes** : survenant généralement pendant les guerres, la sécheresse, les cataclysmes naturels.

3.2.4.2 les différentes formes de malnutrition proteino-ENERGETIQUE chez l'enfant

3.2.4.2.1 Le marasme

C'est une dénutrition grave due à un apport alimentaire globalement très insuffisant (carence globale) appelée **cachexie** ou **athrepsie [2]**.
Bien qu'il puisse se rencontrer à tout âge, cette affection survient généralement dans la première année de la vie, souvent après un sevrage brutal, un allaitement maternel perturbé ou chez les enfants nourris aux substituts du lait maternel [2].

▶ **Manifestations cliniques :**

Les principaux signes cliniques du marasme sont [2]:

a. **La fonte des tissus musculaires et graisseux** : Elle se traduit par les signes suivants :
- La chute importante du poids (pouvant aller jusqu'à moins de 60% du poids normal) ;

- La cachexie (fonte des tissus graisseux sous-cutanés et nette diminution du volume des muscles) ;
- La saillie des côtes et des os des membres sous la peau ;
- L'apparition de rides sur la peau au niveau du ventre et des membres ;
- Le visage maigre et vidé avec les yeux enfoncés dans les orbites ; ce qui donne un aspect vieillot (aspect d'un petit vieux).

b. Les cheveux restent généralement normaux ; cependant ils peuvent être clairsemés.

c. Les troubles du comportement :
- L'enfant a faim. Il est fatigué, nerveux, avec un regard anxieux ;
- Il reste vif et intéressé par ce qui se passe autour de lui.

3.2.4.2.2 KWASHIORKOR

C'est un terme ghanéen qui signifie «maladie de l'enfant évincé du sein maternel». Le kwashiorkor est une MPE grave due essentiellement à une insuffisance notoire d'apport de protéines dans l'alimentation de l'enfant. C'est donc un défaut d'apport qualitatif contrairement au marasme qui est du à un défaut d'apport quantitatif de nourriture [2].

► **Symptomatologie**

Les principales manifestations cliniques sont [2]:

a. Les œdèmes :

Il s'agit d'œdèmes mous, indolores et gardant le godet. Ils siègent essentiellement au niveau des pieds, des paupières, de la face, des jambes, des mains et des bras.

Les œdèmes masquent le déficit pondéral et souvent même une déshydratation sévère.

b. Le déficit pondéral : peut être masqué par les œdèmes.

c. Les troubles du comportement :

- **Apathie :** C'est à dire que l'enfant est très fatigué et reste indifférent à tout ce qui se passe autour de lui.
- **Anorexie :** L'enfant n'a pas d'appétit ; il refuse toute nourriture.

d. Les lésions de la peau et des phanères :

- Aspect de brûlé ; il apparaît au niveau de la peau des ulcérations et des fissures
- Les cheveux sont défrisés, roux, secs et s'arrachent facilement.

e. La pâleur des conjonctives palpébrales et parfois des paumes des mains et des pieds : est la traduction de l'anémie ;

f. Les lésions des muqueuses : Fissures à l'angle de la bouche (chéilite) ;

g. Les troubles du transit intestinal : Diarrhée persistante, vomissements ;

h. L'hépatomégalie : augmentation du volume du foie.

3.2.4.2.3 Le kwashiorkor marasmique ou forme mixte [9]

Il est fréquent de rencontrer ces cas qui présentent de caractéristiques intermédiaires et difficiles à classer dans l'une ou dans l'autre des catégories. Ils sont qualifiés de kwashiorkor avec marasme.

3.3. Protocole nationale de prise en charge de la malnutrition au Tchad [5]

Avec l'aggravation de l'état nutritionnel de la population due à la persistance des crises alimentaires et sociopolitiques, et pour tenir compte l'évolution de la recherche et des dernières évidences scientifiques en matière de prise en charge de la malnutrition, le ministère de la santé publique jouant son rôle de chef de file dans le domaine de la nutrition, a proposé une réadaptation des protocoles de prises en charge de la malnutrition aiguë modérée et sévère.

L'innovation par le rapport à l'ancien protocole est que le présent protocole préconise une décentralisation de la prise en charge à base communautaire ou à domicile de la malnutrition sévère sans complication et en utilisant les aliments thérapeutiques prêts à l'emploi (ATPE) ou avec des régimes à bases de produits locaux moins chers. Cette nouvelle approche est en principe bien indiquée pour les pays, qui comme le Tchad, ont un système de santé encore marqué par la faiblesse des infrastructures et la faible fréquentation des services de santé par les populations.

3.3.1. Prise en charge de la malnutrition modérée

Cela concerne les enfants dont l'indice P/T est compris entre -2 et -3 z-score et doivent être introduits dans les centre de nutrition supplémentaire.

3.3.1.1. Volet alimentaire

Les bénéficiaires du CNS/CS reçoivent un supplément en ration sèche qui prend en compte le faite qu'il est bien souvent partagé avec les autres enfants de la famille.

Les rations sont à base de CSB (Corn, Soy, Blend) ou à base de UNIMIX ou encore les produits locaux à bases de céréales, niébé, huile et sucre.

La préparation de la bouillie est démontrée dans le centre afin que la mère ou l'accompagnatrice sache comment préparer la bouillie à domicile et l'importance de cette bouillie à l'enfant malnutri.

La distribution de la quantité est assurée par le centre suivant le poids de l'enfant concerné.

3.3.1.2. Volet médical

- Donner la vitamine A
- Déparasiter
- Mettre sous fer+acide folique

3.3.1.3 Conditions de sortie

- Indice P/T>-2 z-score
- Indice compris entre -2 et -3 z-score après 3 mois de prise en charge
- Absence à deux séances consécutives de distributions
- Etat nutritionnel et/ou de santé se sont empirés au point qu'il soit transféré dans un CNT/Hôpital

3.3.2 Prise en charge de la malnutrition sévère

Enfants dont l'indice P/T<-3 z-score avec ou sans œdème bilatéraux et un PB<11 cm si la taille est supérieur à 65 cm.

3.3.2.1 Volet alimentaire

Ceux qui ne présentent pas de complication sont pris en charge par le centre de nutrition ambulatoire avec les ATPE et le lait F-100
Ceux qui présentent des complications (IRA, anémie sévère, déshydratation, fièvre, léthargique…), sont pris en charge au centre nutritionnel thérapeutique ou à l'hôpital. Les produits utilisés sont :
- Le lait F-75
- Le lait F-100
- ATPE (PlumpyNut)
- Le BP-100
- Le ReSoMal

3.3.2.2 Volet médical
- Vitamine A
- Antibiotique
- Antifongique
- Antipaludique
- Déparasiter
- Fer+acide folique
- Vaccin contre la rougeole
- Réhydratation en cas de déshydratation uniquement
- Transfuser si anémie sévère
- Mettre l'enfant en position « kangourou » si hypothermie
- Traiter les complications

Méthodologie

4.1. CADRE D'ETUDE

Notre étude s'est déroulée à Hôpital général de référence nationale de N'djamena (HGRN) situé au centre ville et limité à l'Ouest par la mairie, à l'est par la polyclinique sultan Cherif Kasser, au Sud par le Ministère de la Santé Publique et au Nord par le Ministère des Affaires Etrangères.

Le service de pédiatrie de l'hôpital général de référence nationale comprend :
- une salle de consultations pédiatriques externes située au pavillon des urgences de l'HGRN
- une salle de consultation au sein du service de pédiatrie pour le suivi des malades
- une salle de consultation PTME
- une salle de soins intensifs comprenant deux lits
- onze salles d'hospitalisations avec un total de quarante trois lits
- une unité de néonatologie en réfection

Le personnel de la pédiatrie est composé :
- d'un pédiatre chef de service
- d'un médecin généraliste
- d'une surveillante : sage-femme
- de sept infirmières : trois infirmières diplômées d'état, quatre agents techniques de santé
- de sept filles et garçons de salle

4.3. TYPE D'ETUDE

Il s'agit d'une étude transversale descriptive permettant de faire la photographie de la situation à un moment donné.

4.4. PERIODE D'ETUDE

L'étude s'est déroulée du 1er avril au 31 Mai 2009.

4.5. ECHANTILLONNAGE

L'échantillon est constitué des enfants de 6 à 24 mois vus en consultation pédiatrique externe. Le nombre total des enfants enquêtés durant la période d'étude était de 400.

4.5.1. CRITERES D'INCLUSION

- les enfants de 6 à 24 mois se présentant à l'hôpital durant la période d'étude
- les mères d'enfants de 6 à 24 mois ou les personnes s'occupant des enfants

4.5.2. CRITERES DE NON INCLUSION

- Les enfants âgés de moins de 6 mois et de plus de 24 mois.
- les mères ou les personnes s'occupant des enfants âgés de 6 mois à 24 mois, non consentants.

4.6. TECHNIQUE DE COLLECTE

Un questionnaire a été utilisé pour avoir les informations sur l'enfant, les parents et un interrogatoire de la mère ou la personne s'occupant de l'enfant sur l'alimentation de l'enfant.

4.7. DEROULEMENT DE L'ETUDE

L'étude s'est déroulée dans le bureau de consultation pédiatrique externe au pavillon des urgences de l'hôpital avec l'assistance d'un infirmier formé déjà dans la prise des paramètres des enfants et d'un médecin.
Une fiche de la nouvelle courbe poids/taille selon l'OMS fille et garçon a été utilisé pour comparer l'état nutritionnel et l'aspect clinique de l'enfant. En cas de doute une reprise systématique des mesures anthropométriques est faite.
Le questionnaire est rempli après la consultation et la prise des paramètres de l'enfant.

4.8. MATERIELS

Le poids des enfants est pris à l'aide d'une balance Salter et la taille à l'aide d'une toise position couchée.
Le périmètre brachial est pris à l'aide d'un ruban de Shakir.

4.9. LES VARIABLES ETUDIEES

➢ Les indices anthropométriques calculés à l'aide du logiciel EPINUT sont exprimés en écart type(ET) ou Z-score en fonction des valeurs de références internationales de l'OMS de 2006. Il s'agit de:

❖ Le poids pour la taille, cet indice caractérise un état de maigreur considéré comme malnutrition aiguë ou émaciation qui traduit une situation conjoncturelle.
- Lorsque le Z-score < à – 3 ET, la malnutrition aiguë est sévère.

- Lorsque le Z-score est > - 3 ET et < à -2 ET la malnutrition aiguë est modérée.

La prévalence de maigreur (émaciation) se définit comme le pourcentage d'enfants dont le Z-score est < à -2 ET. Il se calcule à partir de la formule suivante : **Poids Observé – Poids médian / Ecart - Type**

❖ La taille pour l'âge, caractérise le retard de croissance considéré comme malnutrition chronique qui traduit une situation structurelle.
- Lorsque le Z-score < à – 3 E.T, la malnutrition chronique est sévère
- Lorsque le Z-score est > - 3 E.T et < à -2 E.T la malnutrition chronique est modérée

La prévalence de retard de taille se définit comme le pourcentage d'enfants dont le Z-score est < à -2 ET

❖ Le poids pour l'âge, traduit une insuffisance pondérale ou malnutrition globale. La prévalence de l'insuffisance pondérale se définit comme le pourcentage d'enfants dont le Z-score est < à -2 ET.

► Les signes cliniques
- ✓ pâleur
- ✓ plis de dénutrition
- ✓ plis de déshydratation
- ✓ œdème
- ✓ lésions cutanées

► Fréquences des maladies
► Motif de consultation
► statut vaccinal
► Alimentation des enfants
- ✓ allaitement maternel exclusif
- ✓ allaitement maternel non exclusif
- allaitement+eau
- allaitement+eau+décoction
- ✓ alimentation mixte
- ✓ alimentation artificielle
- ✓ diversification alimentaire
- ✓ âge d'introduction des aliments

4.10. ANALYSE DES DONNÉES

La saisie des données a été réalisée au fur et à mesure du déroulement de l'enquête à partir du logiciel Epi Data 3.1.

Les indices anthropométriques ont été calculés à l'aide du logiciel ENA for SMART (Emergency Nutritionnal assessment) qui dispose des deux normes : les anciennes normes NCHS-CDC-WHO de 1977 et les nouvelles de l'OMS de 2006.

Les résultats ont été présentés sous forme de tableaux et de graphiques par Excel 2007 et SPSS.

Le document a été rédigé à l'aide du logiciel Microsoft Word 2007.

Résultat

5.1. RESULTATS GLOBAUX

Durant la période allant du 1er avril au 31 mai, 751 nouveaux enfants de 0 à 14 ans ont été admis dans la salle de consultation pédiatrique externe au pavillon des urgences dont 549 enfants de moins de 5 ans et 400 âgés de 6 à 24 mois Ainsi nous avons analysé successivement :

-les données sociodémographiques des enfants
-les motifs de consultations
-l'état nutritionnel des enfants de 6 à 24 mois selon les bases de NCHS référence 1977 et WHO standards 2005
-l'introduction des différents aliments par tranche d'âges
-les données socio-économiques des parents

5.2. DONNEES SOCIODEMOGRAPHIQUES DES ENFANTS

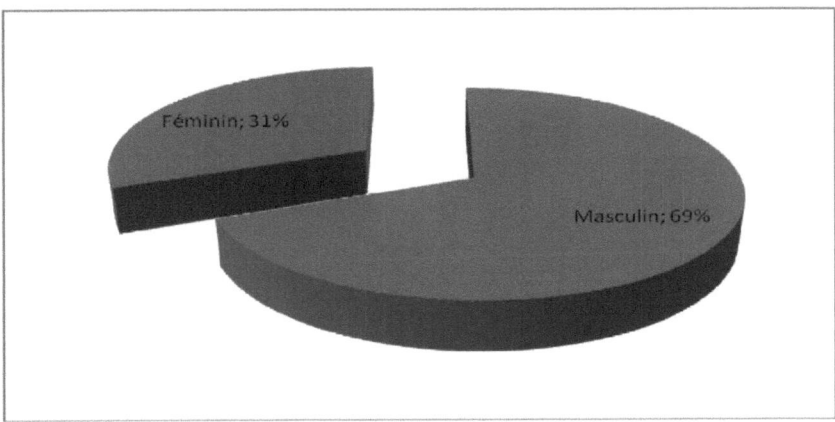

Figure3: répartition des enfants par sexe

On note une prédominance masculine de 69% avec un sex-ratio de 2,2.

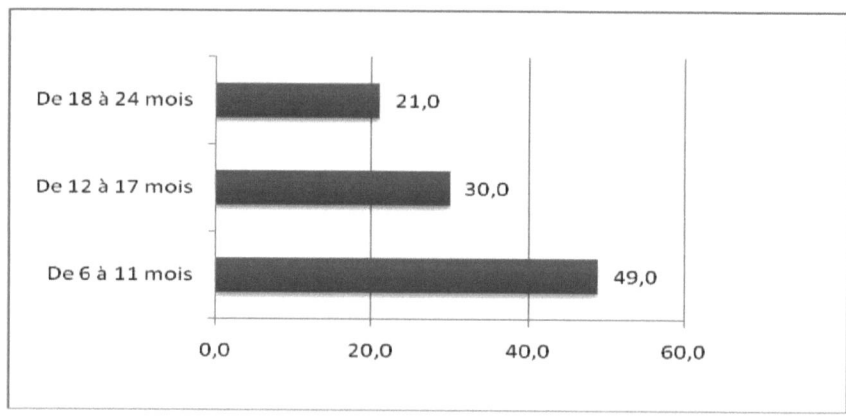

Figure 4 : répartition des enfants par tranche d'âge

La tranche d'âge 6 à 11 mois est la plus représentée avec 49%, suivie de celle de 12 à 17 mois, soit 30% puis celle de 18 à 24 mois, 21% ;

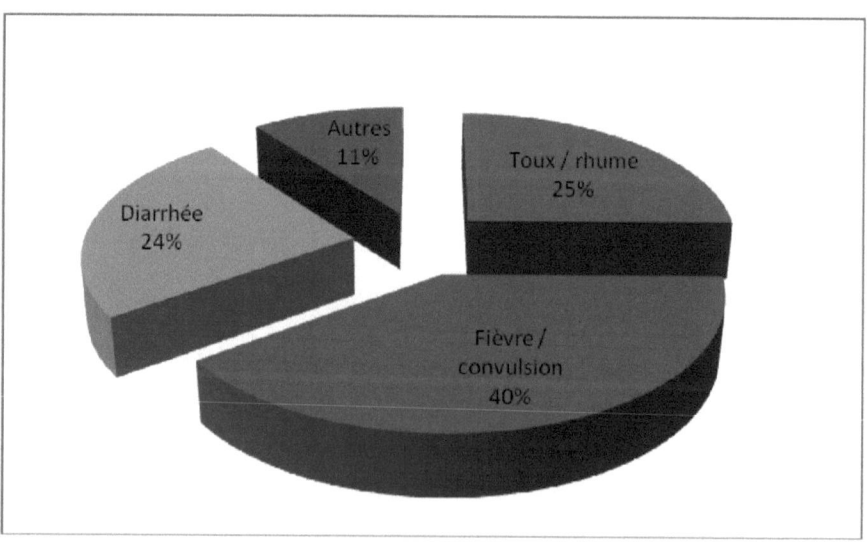

Figure 5 : Répartition des enfants selon les motifs de consultations

La fièvre est le signe le plus fréquent ayant poussée la mère à consulter, soit 40% des enfants ont consulté pour la fièvre, 25% pour les infections respiratoires aigües.

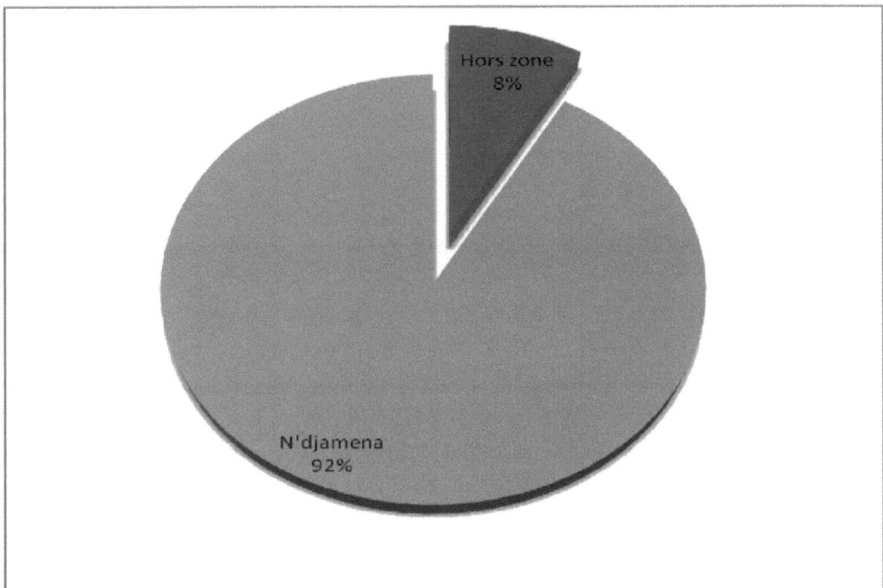

Figure 6 : Répartition des enfants selon leur lieu de résidence

92% des enfants résident à N'djamena ville et 8% en hors zone

5.3. ETAT NUTRITIONNEL

5.3.1. Selon Références NCHS, 1977

5.3.1.1. L'émaciation (indice Poids/Taille)

Tableau III: Prévalence de l'émaciation par zone

	N'djamena I.C.=± 2,36	Hors zone I.C.= ±2,19
Emaciés (<-2 ET)	43,90%	46,60%
Forme modérée (<-2 ET,>-3 ET)	20,70%	29,90%
Forme sévère (<-3 ET)	23,20%	16,70%

On remarque un pourcentage élevé d'émaciés en hors zone de 46,60% et 43,90% dans la ville de N'djamena.

Parmi les résidant à N'djamena, 23, 20 % présentent une malnutrition aigue sévère et 16 ,70% en hors zone.

Tableau IV : Prévalence de l'émaciation par sexe

	Masculin I.C.=±1,88	Féminin I.C=±2,03
Emaciés (<-2 ET)	41,80%	40,80%
Forme modérée (<-2 ET,>-3 ET)	17,80%	20,80%
Forme sévère (<-3 ET)	24,00%	20,00%

La malnutrition aigue a une prédominance masculine avec 41,80%. On note que 24,00% de garçons ont présenté la forme sévère et 20,00% des filles.

	Age (mois)		
	6 à 11 I.C.=±1,62	12 à 17 I.C.=±1,42	18 à 24 I.C.=±1,19
Emaciés (<-2 ET)	39,70%	51,30%	31,20%
Forme modérée (<-2 ET,>-3 ET)	19,10%	22,20%	13,00%
Forme sévère (<-3 ET)	20,60%	29,10%	18,20%

Tableau V : Prévalence de l'émaciation par tranche d'âge

La malnutrition est plus fréquente dans la tranche d'âge de 12 à 17 mois, soit 51,30%, suivie de celle de 6 à 11 mois soit 39,70% puis 31,20% pour celle de 18 à 24 mois.

Dans le cas de la malnutrition aigue sévère, la tranche d'âge la plus touchée reste toujours celle de 12 à 17 mois suivie de celle de 6 à 11 mois et 18 à 24 mois, soit respectivement 29,10% ; 20,60% ; 18,20%.

5.3.1.2. Insuffisance pondérale (Indice Poids/Age)

Tableau VI: Prévalence de l'insuffisance pondérale par zone

	N'djamena I.CI=±1,63	Hors zone I.C.= ±1,67
Insuffisance pondérale (<-2 ET)	51,30%	60,00%
Forme modérée (<-2 ET,>-3 ET)	23,50%	16,70%
Forme sévère (<-3 ET)	27,80%	43,30%

On remarque qu'en hors zone, 60,00% des enfants ont une insuffisance pondérale et 51,30% à N'djamena.

Tableau VII: Prévalence de l'insuffisance pondérale poids par sexe

	Masculin I.C.= ±1,56	Féminin I.C.=±1,79
Insuffisance pondérale (<-2 ET)	53,60%	48,30%
Forme modérée (<-2 ET,>-3 ET)	24,30%	20,00%
Forme sévère (<-3 ET)	29,30%	28,30%

Selon le rapport poids/âge, l'insuffisance pondérale est plus sévère que modérée et a une prédominance masculine, soit 29,% sévère et 24,30% modérée chez les garçons ; 28,30 sévère et 20,00% modérée chez les filles.

Tableau VIII: Prévalence de l'insuffisance pondérale par tranche d'âge

	Age (mois)		
	6 à 11 I.C.=±1,35	12 à 17 I.C.=± 1,33	18 à 14 I.C.=±1,26
Insuffisance pondérale (<-2 ET)	46,00%	59,80%	54,50%
Forme modérée(<-2 ET,>-3 ET)	24,30%	17,90%	27,20%
Forme sévère(z-score<-3 ET)	21,70%	41,90%	27,30%

La tranche la plus touchée est celle de 12 à 17 mois, suivie de celle de 18 à 24 mois, puis celle de 6 à 11 mois avec respectivement 59,80% ; 54,50% ; 46,00%.

5.3.1.3. Retard de croissance (indice taille/âge)

Tableau IX: Prévalence du retard de croissance par zone

Zone	N'djamena I.C.=±1,66	Hors zone I.C.=±2,09
Retard de croissance (<-2 ET)	31,10%	57,60%
Forme modérée (<-2 ET,>-3 ET)	18,60%	27,30%
Forme sévère (<-3 ET)	12,50%	30,30%

Le retard de croissance est beaucoup plus en hors zone qu'à N'djamena, soit respectivement 57,60% et 31,10%.

Tableau X: Prévalence du retard de croissance selon le sexe

	Masculin I.C.=±1,70	Féminin I.C.=±1,77
Retard de croissance (<-2 ET)	35,10%	29,00%
Forme modérée (<-2 ET,>-3 ET)	22,10%	12,90%
Forme sévère (<-3 ET)	13,00%	16,10%

Le retard de croissance touche beaucoup plus le sexe masculin que féminin soit respectivement 35,10% et 29,00%.

Tableau XI: Prévalence du retard de croissance par tranche d'âge

	Age(mois)		
	6 à 11	12 à 17	18 à 24
	I.C.=±1,48	I.C.=±1,22	I.C.=±1,40
Retard de croissance (<-2 ET)	27,00%	30,80%	51,20%
Forme modérée (<-2 ET,>-3 ET)	17,3%	16,6%	27,4%
Forme sévère (<-3 ET)	9,70%	14,20%	23,80%

La tranche de 18 à 24 mois est la plus touchée (51,20%) par le retard de croissance et 23,80% d'entre eux ont la forme sévère), celle de 12 à 17 mois en suit avec 30,80% et 14,20% d'entre eux ont la forme sévère, enfin celle de 6 à 11 mois avec 27,00% et 9,70% de sévère.

5.3.2. Selon les nouvelles références de l'OMS, 2005

5.3.2.1 L'émaciation (Indice poids/taille)

Tableau XII: Prévalence de la malnutrition poids/taille par zone

	N'djamena	Hors zone
	I.C.=±2,36	I.C.=±2,19
Emaciés (<-2 ET)	43,30%	48,30%

Forme modérée (<-2 ET,>-3 ET)	13,80%	17,30%
Forme sévère (<-3 ET)	29,50%	31,00%

La malnutrition prédomine plus en hors zone qu'à N'djamena et est beaucoup plus sévère que modérée ; soit 48,30% de l'effectif et 31,00% d'entre eux sont classés sévères en hors zone et 43,30% dont 29,50% d'entre eux sont classés sévères à N'djamena.

Tableau XIII: Prévalence de la malnutrition poids/taille par sexe

	Masculin I.C.=±2,33	Féminin I.C.=±2,39
Emaciés (<-2 ET)	43,70%	43,70%
Forme modérée (<-2 ET,>-3 ET)	12,90%	16,80%
Forme sévère (<-3 ET)	30,80%	26,90%

43,70% des filles et garçons sont malnutris et 30,80% des garçons ont présenté la forme sévère contre 26,90% chez les filles.

Tableau XIV: poids/taille par tranche d'âge

	Age (mois)		
	6 à 11 I.C.=±1,97	12 à 17 I.C.=±1,77	18 à 24 I.C.=±1,54
Emaciés(<-2 ET)	46,00%	49,60%	28,90%
Forme modérée(<-2 ET,>-3 ET)	13,70%	16,30%	11,80%
Forme sévère(z-score<-3)	32,30%	33,30%	17,10%

La tranche 12 à 17 mois est la plus touchée par la malnutrition (49,60%) avec 33,30% de sévère, 16,30% de modérée. Cette tranche d'âge est suivie de celle de 6 à 11 mois puis de celle de 18 à 24 mois.

5.3.2.2 Insuffisance pondérale (Indice poids/âge)

Tableau XV: Prévalence de l'insuffisance pondérale par zone

	N'djamena I.C.=±1,88	Hors zone I.C.=±1,96
Insuffisance pondérale(<-2 ET)	46,20%	56,70%
Forme modérée(<-2 ET,>-3 ET)	16,70%	10,00%
Forme sévère(<-3 ET)	29,50%	46,70%

Ce rapport montre que la malnutrition se retrouve plus en hors zone qu'à N'djamena. Soit 56,70% et 46,20%.

Tableau XVI: Prévalence de l'insuffisance pondéral par sexe

	Masculin I.C.=±2,07	Féminin I.C.=±2,07
Insuffisance pondérale (<-2 ET)	48,30%	46,40%
Forme modérée(<-2 ET,>-3 ET)	15,00%	16,70%
Forme sévère(<-3 ET)	33,30%	29,70%

La malnutrition ici est de prédominance masculine, soit (48,30% contre 46,40%).

Tableau XVII: Prévalence de l'insuffisance pondérale par tranche d'âge

	Age(mois)		
	6 à 11 I.C.=±1,59	12 à 17 I.Cl=±1,56	18 à 24 I.C.=±1,37
Insuffisance pondérale (<-2 ET)	49,20%	49,60%	37,70
Forme modérée (<-2 ET,>-3 ET)	18,00%	16,30%	11,70%
Forme sévère (<-3 ET)	31,20%	33,30%	26,00%

Le rapport poids/âge par tranche d'âge montre que la tranche de 12 à 17 mois est plus touchée par l'insuffisance pondérale suivie de celle de 6 à 11 mois et de celle 18 à 24 mois, soit respectivement 49,60%, 49,20% et 37,70%

5.3.2.3 Retard de croissance (Indice taille/âge)

Tableau XVIII: Prévalence du retard de croissance par zone

	N'djamena I.C.=±1,90	Hors zone I.C=±2,37
Retard de croissance (<-2 ET)	34,90 %	57,60%

Forme modérée (<-2 ET,>-3 ET)	18,90%	21,20%
Forme sévère (<-3 ET)	16,30%	36,40%

Le retard de croissance est plus en hors zone qu'à N'djamena avec respectivement 57,60% et 34,90%.

Tableau XIX: Prévalence du retard de croissance par sexe

	Masculin I.C.=±1,97	Féminin I.C.=±1,94
Retard de croissance (<- 2 ET)	38,40%	33,10%
Forme modérée (<-2 ET,>-3 ET)	20,60%	14,60%
Forme sévère (<-3 ET)	17,80%	18,50%

Les enfants de sexe masculin sont les plus touchés par le retard de croissance, 38,40% contre 33,10%.

Tableau XX: Prévalence du retard de croissance par tranche d'âge

	Age (mois)		
	6 à 11 I.C.=±1,74	12 à 17 I.C.=±1,35	18 à 24 I.C.=±1,45
Retard de croissance (<-2 ET)	31,10%	34,20%	53,60%
Forme modérée (<-2 ET,>-3 ET)	17,30%	15,90%	26,20%
Forme sévère (<-3 ET)	13,80%	18,30%	27,40%

La tranche de 18 à 24 mois est la plus touchée, soit 53,60%, suivie de celle de 12 à 17 mois avec 34,20% et celle de 6 à 11 mois avec 31,10%.

Tableau XXI: Type de malnutrition en fonction des œdèmes

	Forme sévère (<-3 z-score)		Forme modérée >=-3 z-score	
	Effectif	Pourcentage	Effectif	Pourcentage
	kwashiorkor marastique		Kwashiorkor	
Présence d'œdèmes	8	2%	9	2,3%
Absence d'œdèmes	Marasme		Normal	
	87	21,8%	296	74, 0 %

8 enfants sur 400 ont la forme mixte de la malnutrition, soit 2% avec œdèmes et 87 ont présentée la forme marastique (21,8%), 9 (soit 2,3%) la forme Kwashiorkor.

5.3.3 Périmètre brachial

Tableau XXII: Prévalence de la malnutrition par rapport aux mesures du périmètre brachial

Périmètre brachial	Fréquence	Pourcentage
inférieur à 11 cm	73	18,25%
entre 11 et 12,5 cm	125	31,25%
supérieur à 12,5 cm	202	50,50%
Total	400	100,00%

La malnutrition est beaucoup plus modérée que sévère soit 31,25% de modérée et 18,25% de sévère.
50,5% d'enfants sont normo-nutris selon la mesure du périmètre brachial.

5.4. Signes cliniques

Tableau XXIII: Signes cliniques retrouvés

Signes	Présents/absents	Effectif	Pourcentage
Pâleur	Oui	84	21,0%
	Non	316	79,0%
Plis de déshydratation	Oui	85	21,3%
	Non	315	78,7%
Plis de dénutrition	Oui	89	22,3%
	Non	311	77,7%
Œdèmes	Oui	17	4,3%
	Non	383	95,7%
Fontanelle déprimée	Oui	74	18,5%
	Non	326	81,5%
Cheveux roux, défrisés	Oui	78	19,5%
	Non	322	80,5%
Lésions cutanées	Oui	17	4,3%
	Non	383	95,7%

Nous constatons que 21,3% des enfants ont présentés les plis de déshydratation et 22,3% les plis de dénutrition, 4,3% ont eu des œdèmes et 21% des enfants ont eu les conjonctives peu colorées.

5.5. Répartition des enfants selon les principales maladies contractées au cours des trois derniers mois

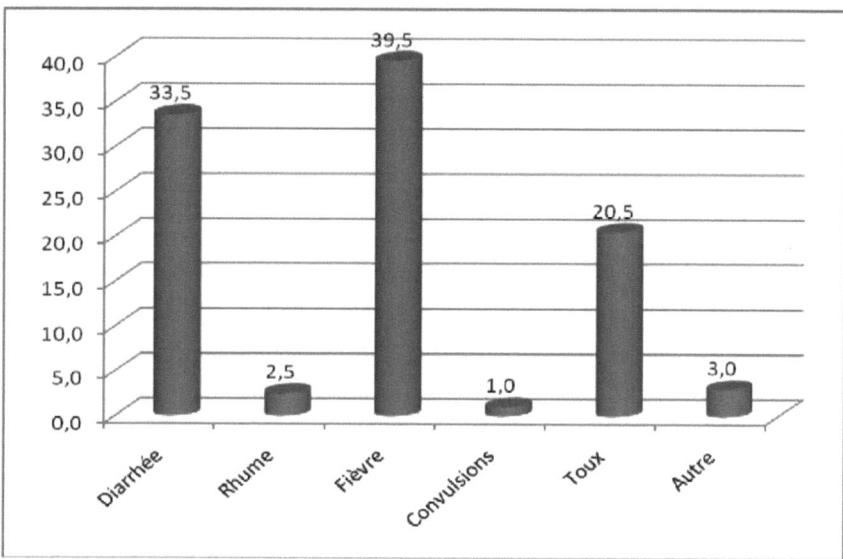

Figure 7 : Répartition des enfants selon les principales maladies contractés au cours des trois derniers mois

Parmi les principales maladies observées chez les enfants de 6 – 24 mois au cours es trois derniers mois précédant l'enquête, la fièvre (39,5%), la diarrhée (33,5%) et la toux (20,5%).

5.6. Statut vaccinal

Tableau XXIV: Répartition des enfants de l'échantillon selon leur statut vaccinal

	Effectif	Pourcentage
Vaccin complet	236	59,0%
Vaccin incomplet	53	13,2%
Vaccin en cours	44	11,0%
Non vacciné	67	16,8%

On note un grand nombre d'enfants ayant été vacciné, soit 59% des enfants mais 16,8% ne sont pas vacciné.

Tableau XXV: Fréquence de vaccination par tranche d'âge

Age (mois)	Vaccinés		Non vaccinés		Total	
	n	%	n	%	n	%
6 à 11	168	42,00%	28	7,00%	196	49%
12 à 17	97	24,25%	23	5,75%	120	30%
18 à 24	68	17,00%	16	4,00%	84	21%
Total	333	83,25%	67	16,75%	400	100%

La tranche de 6 à 11 mois enregistre la meilleure couverture vaccinale avec 42 % suivi de celle de 12 à 17 mois avec 24,2 %. Parmi les enfants non vaccinés c'est aussi cette tranche d'âge de 6 – 11 mois qui est la plus représentée avec 7 % de non vaccinés.

5.7. Alimentation

5.7.1. Type d'alimentation adoptée

Tableau XXVI : Fréquence de différents types d'alimentation avant l'âge de 6 mois

Allaitement	Fréquence	Pourcentage
Allaitement exclusif	2	0,5%
Allaitement + Eau	225	56,2%
Allaitement + Eau + Décoction	50	12,5%
Allaitement mixte	117	29,3%
Allaitement artificiel	6	1,5%
Total	400	100%

Beaucoup de mères ont donné de l'eau à leur enfant avant l'âge de 6 mois, soit 56,2% et 29,3 % ont adopté une alimentation mixte. Cependant, l'allaitement exclusif ne représente que 0,5% seulement.

5.7.2 Première mise au sein

Tableau XXVII: Fréquence de la première mise au sein

Moment	Fréquence	Pourcentage
quelques minutes	323	82,0%
quelques heures	42	10,7%
quelques jours	29	7,3%
Total	394	100%

La majorité de mères ont mis au sein leur enfant quelques minutes après l'accouchement, soit 82 % pour celles qui ont donné le lait maternel.
6 enfants n'ont pas été mis au sein mais plutôt au substitue du lait maternel dès la naissance.

5.7.3 Raison de la mise au sein

Tableau XXVIII: Fréquence des raisons données par les mères

Pourquoi	Fréquence	Pourcentage
Conseil	344	87,3%
Premier lait bon	4	1,0%
Favoriser la montée laiteuse	13	3,3%
Autre	33	8,4%
Total	394	100%

La majorité des mères furent conseillées par les agents de santés, soit 87,3% et 8,4% pour d'autres raisons d'ordre coutumier. Seul 1% des mères sait que le premier lait est bon.

5.7.4 Introduction des aliments

Tableau XXIX: Introduction des aliments liquides par tranche d'âge

Age n= 324	Effectifs	Pourcentage
Avant 6 mois	115	35,5%
Entre 6 à 12 mois	205	63,3%
13 mois et plus	4	1,2%

On constate que 63,3% des enfants ont reçu une alimentation liquide dès 6 mois et 35,5% avant l'âge de 6 mois.

Tableau XXX: Introduction des aliments semi-liquides selon la tranche d'âge

Age n= 318	Effectifs	Pourcentage
Avant 6 mois	27	8,5%
Entre 6 et 12 mois	283	89%
13 mois et plus	8	2,5%

L'introduction des aliments semi-liquides se fait le plus souvent entre 6 et 12 mois (89%) et 8,5% avant l'âge de 6 mois.

Tableau XXXI: introduction des aliments solides par tranche d'âge

Age n= 229	Effectifs	Pourcentage
Avant 6 mois	3	1,3%
De 6 à 12 mois	197	86%
13 mois et plus	29	12,7%

Concernant les aliments solides, ils sont eux aussi consommés par les enfants dans la grande majorité des cas (86%) entre 6 et 12 mois. Dans près de 13 % des cas ils ne sont introduit dans l'alimentation de l'enfant qu'à partir de 13 mois et plus.

5.7.5 Aliments utilisés

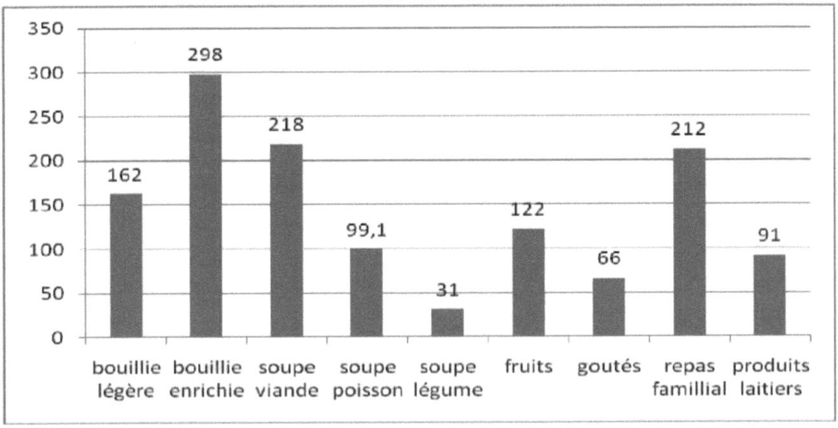

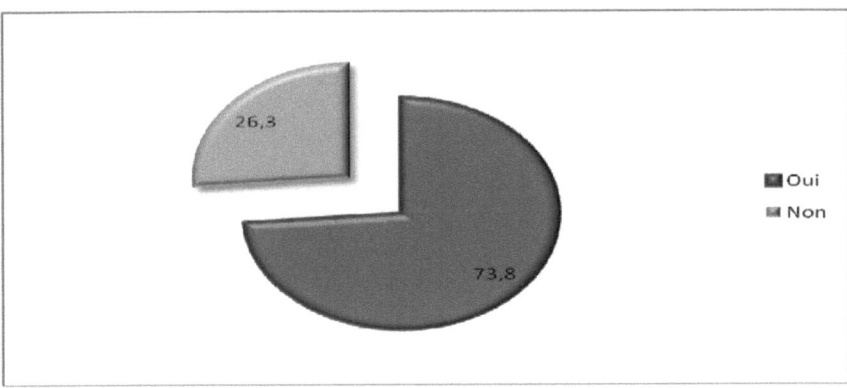

Figure 8 : aliments utilisés pendant la période de sevrage

La bouillie est plus utilisée comme aliment d'introduction, surtout celle qui est enrichie. Les soupes sont utilisées mais beaucoup plus à base de viandes. Le repas familial est très vite introduit dans l'alimentation des enfants. Quelques uns utilisent les fruits, goutés.

5.7.6 Pourcentage des mères qui allaitent encore leur enfant

Figure 9 : pourcentage d'enfants qui continue à téter le lait maternel

73,8% d'enfants sont sous lait maternel pendant notre étude et 26,3% ont été sevré définitivement.

Tableau XXXII: Raison de l'arrêt de l'allaitement maternel

Raisons n=103	Fréquence	Pourcentage
lait pas bon	3	2,9%
a refusé	62	60,2%
assez grand	12	11,7%
douleur mammaire	1	1,0%
Enceinte	10	9,7%
HIV	9	8,7%
Maladie	2	1,9%
mère décédée	2	1,9%
plus de montée laiteuse	2	1,9%

La principale raison évoquée par les mères concernant l'arrêt de l'allaitement maternel reste le refus de l'enfant de téter soit 60,2%. Le second argument évoqué (11,7%) est l'âge de l'enfant qui est considéré comme assez grand.

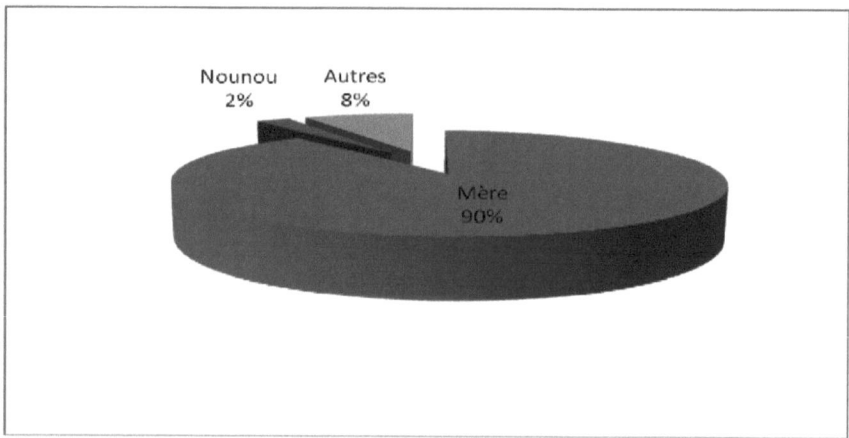

Figure 10 : Répartition selon la garde des enfants

90% des mères s'occupent elles-mêmes de leur enfant, 8% d'enfants sont pris en charge par d'autres membres de la famille et 2% par les nounous.

5.7.7. Situation sociodémographique des parents

Tableau XXXIII: Statut matrimonial des pères

Situation matrimoniale	Fréquence	Pourcentage
Polygame	227	56,8%
Monogame	171	42,8%
Célibataire	2	0,5%
Total	400	100%

56,8% des enfants vivent dans une famille polygame contre 42,8% en monogamie et 0,5% célibataire.

Tableau XXXIV: Niveau de scolarisation des mères

Niveau d'étude	Fréquence	Pourcentage
Non scolarisées	148	37%
Primaire	144	36%
Secondaire	64	16%
Supérieur	44	11%
Total	400	100%

La majorité des mères (62,2%) sont scolarisées dont 16 % avec un niveau secondaire. Néanmoins, 37 % d'entre elles n'ont jamais été scolarisées.

Tableau XXXV: Profession des mères

Profession	Fréquence	Pourcentage
Commerçante	37	9,25%
Elève	19	4,75%
Etudiante	17	4,25%
femme au foyer	304	76,00%
Fonctionnaire	23	5,75%
Total	400	100%

La presque totalité des mères (76%) sont sans profession ; 37% sont commerçante, 4,75 sont élèves et 4,25 % étudiantes. Seulement 5,75% sont fonctionnaires.

Tableau XXXVI: Répartition des mères selon le niveau d'éducation en fonction de l'âge des enfants

Age	Sans niveau	Primaire	Secondaire	Supérieur
De 6 à 11 mois	68 (17%)	71 (17,75%)	34 (8,5%)	23 (5,75%)
De 12 à 17 mois	46 (11,5%)	51 (12,75%)	12 (3%)	11 (2,75%)
De 18 à 24 mois	34 (8,5%)	22 (5,5%)	18 (4,5%)	10 (2,5%)

Beaucoup de mères des enfants de 6 à 11 mois et 12 à 17 ont un niveau primaire, soit respectivement 17,75% et 12,75%. Ceux de 18 à24 mois sont pour la plus part analphabètes.

Tableau XXXVII: Répartition du nombre de fois que l'enfant mange par tranche d'âge

	6 à 11 mois		12 à 17 mois		18 à 24 mois	
	n	%	n	%	n	%
Moins de 3 fois	82	20,5%	46	11,5%	23	5,75%
3 fois	67	16,75%	53	13,25%	50	12,5%
Plus de 3 fois	16	4%	16	4%	9	2,25%

Près d'un enfant sur 5 (20,5 %) de 6 – 11 mois et 2 enfants sur 5 (11,5%) de 12 – 17 mois mange moins de 3 fois par jour. Il n'y a que 4 % d'enfants de 6 – 11 mois et 4 % de 12 – 17 mois mangent plus de 3 fois par jour.

Tableau XXXVIII: Fréquence de changement alimentaire lors de la maladie

Changement pendant la maladie	Fréquence	Pourcentage
Changement alimentaire	368	92%
Pas de changement	32	8%
Total	400	100%

Près de 92% des enfants changent leur alimentation pendant la maladie.

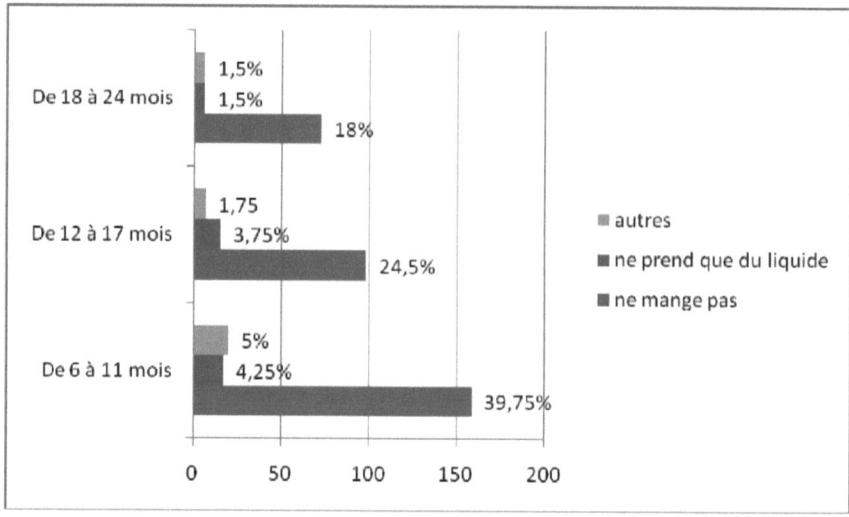

Figure 11 : Attitude alimentaire des enfants lors de la maladie et par tranche d'âge

Parmi les enfants, 82,25% ne mangent pas lors de la maladie.

Tableau XXXIX: parité des mères

nombre d'enfant	Fréquence	Pourcentage
Primipare	74	18,5%
pauci pare	184	46%
Multipare	118	29,5%
Grande multipare	24	6%

29,5% des femmes sont multipares et 18,5% sont primipares. La plupart de femmes est pauci pare, soit 46% et 6% sont grandes multipares. La moyenne de notre échantillon est de 3 enfants par mère.

Discussions

Les objectifs de notre étude étaient de déterminer l'état nutritionnel des enfants, d'évaluer les attitudes des mères et déterminer les facteurs perturbant l'alimentation des enfants en consultation pédiatrique.

L'étude transversale par le questionnaire a permis de mieux évaluer l'alimentation des enfants enquêtés.

Les interviews se sont déroulées en français et en langue locale (sara et arabe local) avec le consentement des mères.

La détermination de l'âge exacte nous a un peu posé problème. Cependant la plupart des mères étaient plus ou moins instruites (62 %) et même si parfois elles ne disposaient pas de documents administratifs (acte de naissance, carnet de santé), elles se souvenaient de la date approximative de naissance de leurs enfants en fonction d'évènement sociaux.

Etat nutritionnel des enfants

Notre étude a été caractérisée avec une prédominance du sexe masculin (69%) avec un sex-ratio de 2,2.

Cette prédominance a été également constatée par plusieurs auteurs dont Silé au Tchad en 2001, Traoré Djenebou au Mali en 2006 et Olivier Ngaringuem au Tchad en 2003 qui ont trouvé respectivement un sex-ratio de 1,29 ; 1,64 ; 1,37 [9, 19, 21] en faveur des garçons.

Par contre Stéphane Arnaud en côte d'ivoire en 2004 a retrouvé dans son étude une prédominance féminine (51,36%) [29].

Etant dans un milieu hospitalier, cette prédominance montrent que l'état de santé des garçons préoccupe beaucoup plus le ménage que l'état de santé de la fille ;

La tranche d'âge la plus représentée était celle de 6 à 11 mois (49%), suivie de celle de 12 à 17 mois (30%) et de celle de 18 à 24 mois (21%).

Les taux de prévalence de la sous-nutrition ont été évalués selon le sexe, la tranche d'âge, à partir des normes de NHCS et de l'OMS de 2006.

La comparaison de nos résultats anthropométriques avec ceux d'autres études nous amène à faire quelques observations :

-La première observation compare notre enquête à celles faites au Tchad

Notre étude qui concernait les enfants de 6 à 24 mois a retrouvé 41,5% d'enfants émaciés. Le retard de croissance et l'insuffisance pondérale ont été respectivement de 33,3% et 52% selon la classification des normes nord-américaines du NHCS/CDC/WHO, **pourcentage bien élevé du fait que cette étude s'est déroulée en milieu hospitalier donc forcement la plus part des malnutris y fréquentent.** Les tranches d'âge les plus touchées par la malnutrition étaient celle de 12 à 17 mois suivie de celle de 18 à 24 mois. Cela pourrait s'expliquer par le fait que soit les compléments associés au lait maternel sont insuffisants pour couvrir les besoins nutritionnels des enfants, soit du fait que pendant la maladie, beaucoup d'enfants ne mangent pas pendant qu'ils sont malades et ceci dégrade à la longue leur état nutritionnel les mois suivants.

D'après le rapport 2008 du CILSS sur la malnutrition chronique au Burkina, au Mali et au Tchad, les enfants de 12 à 24 mois étaient les plus touchés par la malnutrition car c'est la période de préférence pour le sevrage des enfants et la plus part des mères de ces enfants sont issues de ménages les plus exposés à l'insécurité alimentaire, laissant donc leur enfants au sein à 12-23 mois parce qu'elles ne disposent pas de complément ou substituts adéquates à l'allaitement maternel [34].

Nous pouvons donc affirmer avec le Silé que cette tranche d'âge correspond à l'âge de prédilection de la malnutrition aiguë. L'existence des tabous alimentaire dans cette tranche d'âge est beaucoup plus élevée [9].

Silé dans son étude au Tchad en 2001 a retrouvé que 6,8% des enfants ayant une malnutrition aiguë étaient sous l'influence des tabous alimentaire [9].

L'EDS Tchad de 2004, selon NCHS a trouvé dans la ville de N'djamena parmi les enfants de 6 à 23 mois 16% d'émaciés, 27% présentaient une insuffisance pondérale et 27% avaient un retard de croissance [11].

Dans le rapport définitif des enquêtes nutritionnel au Tchad de 2001 chez les enfants de moins de 59 mois, la région du Kanem refermait 54,2% d'enfants d'insuffisance pondérale, 49,3% avaient un retard de croissance et 18,4% d'enfants émaciés selon NCHS avec un pourcentage élevé des enfant de 12 à 24 mois que les enfants d'autre tranche d'âge [33].

Ces pourcentages sont inférieurs à ceux de notre étude. Ces différences peuvent s'expliquer soit :

→par la taille de l'échantillon.

→par le lieu de l'enquête. L'HGRN est considéré comme un lieu de dernier recours pour la prise en en charge des maladies. La plus part des enfants présentant une malnutrition arrive à un stade sévère.

→par la crise alimentaire, les tabous alimentaires et fausses idées existants.

-La deuxième compare les valeurs prédictives des données anthropométriques de NCHS et de la nouvelle courbe de l'OMS des états nutritionnels des enfants.

Parmi ces enfants vus :

▶ Concernant **l'émaciation** selon les références **NCHS 1977**, **41,5%** des enfants étaient émaciés avec une prédominance **masculine** et en **hors zone**. La tranche d'âge la plus touchée était celle de 12 à 17 mois, soit 51,3%.

Kissedou en Côte d'ivoire a retrouvé dans son étude en 1996 que la tranche d'âge allant de 12 à 23 mois était la plus touchée par la malnutrition, soit 11,53% [16].

Selon les **nouvelles normes anthropométriques de L'OMS**, notre étude avait retrouvé **43,7%** étaient émaciés. Ce pourcentage est légèrement élevé que celui de NCHS.

▶ Concernant **l'insuffisance pondérale** selon **NCHS 1977**, **52%** des enfants avaient une insuffisance pondérale dont **29% de forme sévère**. Le sexe **masculin** était plus touché. Cette insuffisance était plus en **hors zone** et touchait plus la tranche d'âge de **12 à 17 mois** [16].

L'enquête rapide de l'état nutritionnel des enfants de 6 à 59 mois en Mauritanie a retrouvée une insuffisance pondérale élevée chez les enfants de 12 à 23 mois [17].

Silé a confirmé dans son étude au Tchad en 2001 que cette tranche d'âge comprise entre 12 et 24 mois est vulnérable. Bien que les enfants de cette tranche d'âge dépendent encore du mode d'allaitement et qu'ils sont plus ou moins protégés de l'influence des tabous alimentaires, cet état s'expliquerait de la pauvreté du lait maternel à cet âge et même le substitut n'est pas donné avec rigueur comme avant 12 mois car l'alimentation familiale prédomine [9].

Selon les **nouvelles normes anthropométriques de l'OMS**, **47%** d'enfants avaient une insuffisance pondérale dont **30,8% de forme sévère**. La prévalence ici est basse de 5% par rapport au NCHS mais le taux de sévérité est élevé.

▶ Concernant **le retard de croissance, 33,3%** des enfants avaient un retard de croissance **selon NCHS** dont **14% de forme sévère**. La tranche d'âge la plus touchée ici est **18 à 24 mois**, la prédominance est toujours **masculine** et **en hors zone**.

Silé a retrouvé au Tchad en 2001 que parmi les enfants présentant un retard de croissance, 34,2% d'enfants de 12 à 23 mois subissaient l'influence des tabous alimentaire [9].

D'après les **nouvelles normes anthropométriques de l'OMS**, **36,8%** d'enfants ont la malnutrition et **18% de forme sévère**. Ce pourcentage est légèrement plus élevé que celui de NCHS ;

Par rapport aux données Cliniques

Formes cliniques

Dans notre étude, 21,80% des enfants ont présenté la forme marasmique, 2,3% la forme kwashiorkor et 2,0% la forme mixte.

Olivier N. dans son étude au Tchad en 2003 a retrouvé que 81% enfants avaient la forme marasmique, 4,9% enfants la forme kwashiorkor et 14,1% de forme mixte [21].

Fokui Jules Valery a dans son étude au Mali en 2007 retrouvé 96% d'enfants présentant une forme marasmique de malnutrition et 4% de forme kwashiorkor [13].

Dans les antécédents des enfants, 39,5% ont présentés la fièvre auparavant. La diarrhée vient en deuxième position (33,5%) suivi de l'IRA.
Traoré Djenebou au Mali en 2006 a retrouvé 56,8% d'enfants avaient présenté la fièvre et 32,4% avaient présenté la diarrhée. La diarrhée est le troisième motif de consultation dans son étude et IRA le dernier motif [19].

Notre étude a montré que 16,75% des enfants ne sont pas vaccinés. Seulement 11% d'enfants avaient un statut vaccinal en cours et 59% étaient vaccinés complètement. Traoré Djenebou dans son étude au Mali en 2006 a retrouvé 85,5% d'enfants en cours de vaccination [19].
Les conjonctives peu colorés ont été retrouvés chez 21% des enfants plus de la tranche d'âge de 12 à 17 mois.
Jules Valery au Mali en 2007 a retrouvés 59,2% d'enfants peu colorés.

Dans notre étude, nous avons observé que 78,7% d'enfants admis avaient un bon état d'hydratation et 21,3% étaient déshydratés. Seulement 18,5% ont présenté une fontanelle déprimée.
Olivier N au Tchad en 2003 a retrouvé 74,6% d'enfants déshydratés parmi les cas de malnutrition.
Cet état de déshydratation est quasi constant car les enfants malnutris présentent en général une diarrhée [21].
En effet, dans notre étude, nous avons observés 24,5% de diarrhée poussant les mères à consulter ou référés des autres services sanitaires. Traoré Djenebou au Mali en 2006 a retrouvé 29% de diarrhée, taux légèrement supérieur au nôtre [19].
Olivier au Tchad en 2003 a observé 85,9% de diarrhée chez les malnutris dans son étude [21].

Cette présence quasi constante de diarrhée observée chez lez malnutris s'explique par le faite qu'au cours de la malnutrition, il y a une importante perturbation de la flore intestinale associée a une atrophie des villosités tapissant la muqueuse gastro-duodenale.

On a retrouvé 22,3% d'enfants qui ont présenté des plis de dénutrition et 4,3% avaient des œdèmes. Silé a eu 6,9% des enfants ayant eu des œdèmes [9].

Par rapport à l'alimentation

Allaitement

Plus de la moitié des mères ont donné le lait maternel mais 68,7% ont donné le lait maternel associé à l'eau et/ou décoction. Ces résultats sont comparables à ceux de Silé au Tchad en 2001 [9] qui a retrouvé 62,3%.

80,75% des mères ont donnés le lait maternel quelques minutes après l'accouchement, et 10,5% quelques heures. L'enquête rapide de l'état nutritionnel des enfants de 6 à 59 mois en Mauritanie [16], a retrouvé 60,3% d'enfants mis au sein immédiatement après l'accouchement et 23,6% d'enfants mis au sein quelques heures. Vu le nombre croissants des accouchements en milieu sanitaire. En général, ces mères ont été conseillées par les agents de santé ou d'autres femmes par rapport à l'allaitement immédiat après l'accouchement.

Introduction des aliments

Beaucoup de mères ont introduis des aliments liquides avant 6 mois ; 35,5% des enfants ont reçu précocement selon l'OMS [22]. La plupart des autres enfants ont eu une alimentation liquide entre 6 et 12 mois.

Stéphane Arnaud en côte d'ivoire en 2004 a retrouvé que 25% des enfants ont eu une alimentation liquide à 4,1 mois environ d'âge médian [29].

Silé dans son étude au Tchad en 2001 a affirmé que 35,4% des enfants ont eu une alimentation liquide avant 6 mois [9].

Pour les aliments semi-liquides, 8,5% d'enfants l'ont pris avant 6 mois ; 2,5% ont commencé à le prendre à partir de 13 mois et plus. La majorité l'a reçu entre 6 et 12 mois, soit 89%.

Les aliments solides étaient pour la plus part donnés entre 6 et 12 mois, soit 86%. 1,3% d'enfants l'ont reçu avant 6 mois et 12,7% à 13 mois et plus

Stéphane Arnaud en Côte d'ivoire en 2004 a noté 30% d'enfants ayant une alimentation solide avant 7 mois [29].

Silé au Tchad en 2001 a retrouvé 47,9% d'enfants sous alimentation solide entre 6 et 12 mois [9].

La diversification en général se fait normalement mais la croissance de la malnutrition met en question la qualité et la quantité des aliments administrés chez les enfants en période de sevrage.

Aliments de compléments

La bouillie enrichie est plus utilisée pendant le sevrage. Faite à base de farine (maïs, mil ou riz) avec de l'eau et du sucre pour la forme légère et associée à la patte d'arachide, lait caillé pour la forme épaisse. Environ 75% des femmes l'utilisent.

Silé au Tchad en 2001 a noté que 79,3% des femmes donnaient la bouillie à base des produits locaux à leur enfant [9].

Les soupes soit de poissons, de viandes ou de légumes sont beaucoup plus employées comme plats spéciaux. Certains utilisaient les sauces des repas familial, vu la cherté des aliments.

Le repas le plus préparé au Tchad est la boule appelé encore «tô» au Mali, c'est une pâte à base de céréales (maïs, mil, sorgho, riz) accompagnée de sauce. La consommation des tubercules et autres céréales sous différents forme varie en fonction des familles, ethnie et revenu économique.

Les fruits varient en fonctions des saisons. Les mangues et bananes sont les plus fréquents ;

Les produits laitiers et autres varient aussi en fonction des ethnies et revenue économique des familles. Ceux qui peuvent en donner, donnent.

Sevrés

26,3% des enfants sont sevrés avant 24 mois, parmi les sevrés, les plus touchés sont ceux de 18 à 24 mois, suivie de ceux de 12 à 17 mois, soit respectivement 64,2% et 30%.

D'après les mères, leur enfant aura lui-même refusé après être malades. Expliquant ainsi que lors de la maladie et que l'enfant n'a pas d'appétit, les mères profitent pour sevrer l'enfant. Certaines pensent que c'est parce que le lait n'est pas bon que l'enfant est tombé malade ou que c'est la raison du refus.

Silé au Tchad en 2001 a retrouvé 18,4% d'enfants ont sevré entre 12 et 18 mois, tranche la plus touchés ; Elle a aussi noté dans son étude que 14,8% des enfants ont été sevré entre 4 et 6 mois et 14,2% entre 18 mois et plus [9].

Surveillance des enfants

Dans notre étude, on a observé que 81% des mères s'occupent elles-mêmes de leur enfant, 7,3% sont surveillés par un autre membre de la famille, en général beaucoup plus les grand-mères.

Anta Koïta au Mali en 2006 a trouvé dans son étude que 49% des enfants vivaient avec leurs parents [18].

Cependant, 20,5% d'enfants de 6 à 11 mois mangeaient moins de 3 fois, 13,25% d'enfants de 12 à 17 mois mangeaient 3 fois et 2,25% d'enfants de 18 à 24 mois mangeaient plus de 3 fois ;

Peu d'enfants dans notre étude mangeaient 3 fois ou plus.

Stéphane Arnaud en Côte d'ivoire en 2004 a noté que 50% des enfants de 16 à 23 mois mangeaient 3 fois par jour, 44,2% de 10 à 15 mois en prenaient 2 fois par jour et 45,8% de 6 à 9 mois en consommaient une seule fois [29].

Pendant la maladie, 92% d'enfants n'ont pas d'appétit, modifiant ainsi leur alimentation, 82,25% ne mangent pas du tout.

Situation socio-démographique des parents

56,8% des mères vivaient en polygamies. C'est le typique des familles au Tchad [11].

Le taux d'alphabétisation tend à diminuer car 36% des femmes questionnées avaient un niveau primaire mais 37% étaient encore analphabètes. 38% environ des mères des enfants de 12 à17 mois étaient analphabètes et dépendaient de leur mari.

Olivier N a dans son étude au Tchad retrouvé 64,4% des mères non instruites et 23,2% des mères avaient un niveau primaire. Ce taux d'analphabète est élevé par rapport à notre étude [21].

L'EDST de 2004 a trouvé 35% des femmes analphabètes, pourcentage qui rejoint plus ou moins le nôtre [11].

L'analphabétisme favorise les croyances traditionnelles des idées reçues caractérisant les tabous alimentaires.

76% des femmes étaient femmes au foyer et les rendaient économiquement dépendantes de leur conjoint.

Silé au Tchad en 2001 a retrouvé 66,9% des femmes sans fonction, taux est légèrement en deçà de celui de notre étude [9].

29,5% des mères étaient multipares et 6% étaient de grandes multipares.

Dans son étude au Tchad en 2001, Silé a noté 26,9% de grandes multipares et 23,3% de multipares [9]. Le nombre élevé d'enfants s'explique par le fait que les mères ont un âge propice à la procréation. Il faut noter qu'un nombre élevé d'enfants influe sur la ration alimentaire tant au niveau de la qualité que de la quantité, favorisant ainsi les maladies dues aux carences proteino-énergétiques.

Conclusion et recommandations

Ce travail qui a porté sur l'évaluation de l'état nutritionnel des enfants de 6 à 24 mois et qui s'est déroulée du 1er avril au 31 mai à l'HGRN en consultation externe pédiatrique nous a permis d'estimer l'état nutritionnel des enfants admis ; de connaitre l'âge introduction des différents aliments et les variétés utilisés.

De cette étude, il ressort que les deux sexes sont concernés avec une prédominance masculine (69%) et la plupart de familles polygames et de mères scolarisées. La tranche d'âge de 6 à 11 mois était la plus importante.

Selon les références de NHCS 1977, notre étude a trouvé que 52% d'enfants avaient une insuffisance pondérale, 41,5% étaient émaciés et 33,3% avaient un retard de croissance.

Selon les nouvelles normes de l'OMS, 47% d'enfants avaient une insuffisance pondérale, 43,7% étaient émaciés et 36,8% avaient un retard de croissance.

La tranche de 12 à 17 mois était la plus touchée par la malnutrition et la majorité résidaient en hors zone.

L'allaitement maternel était accompagné d'eau en général et la diversification alimentaire débutait pour la plus part à un âge convenable et à une fréquence moyenne de moins de 3 repas par jour. La qualité et la quantité des aliments dépendent des familles et de leur situation socio-économique. La bouillie enrichie était le repas le plus utilisé lors de l'introduction des aliments et quelques fois la soupe, les fruits, et autres produits laitiers.

Au terme de notre étude, nous formulons les recommandations suivantes :

Aux autorités administratives et politiques
- Encourager les filles à plus poursuivre les études, pour leur permettre d'accéder aux informations nécessaires concernant la santé de la famille.
- Rendre fonctionnel le centre nutritionnel thérapeutique de l'HGRN et renforcer les capacités professionnelles du personnel sanitaire par une politique de formation continue et de recyclage sur la prise en charge de l'enfant sain et de l'enfant malade.

Au personnel de santé
- Renforcer la surveillance anthropométrique et nutritionnelle dans toute les structures sanitaires du pays des enfants reçus en consultation et en hospitalisation afin de dépister les états de malnutrition et de prescrire les mesures préventives qui s'imposent ;
- associer à la prise en charge de l'enfant malade ou dénutri, des conseils et prescriptions nutritionnels et adéquats.

Aux familles (mères) d'enfants
- Solliciter les mères pour la pesée et la détermination régulières mensuelles parallèlement aux séances de vaccination pendant les deux premières années.
- Participer aux séances d'éducation sanitaire et nutritionnelle et appliquer les messages reçus afin de donner aux enfants une alimentation correcte en fonction de leur âge.
- Donner à l'enfant à chaque repas principal une alimentation saine et équilibrée composée d'aliments de croissance, de protection, et de force à base denrées locales.
- Conduire l'enfant malade dans un centre de santé le plus tôt possible afin d'adopter des mesures préventives contre la malnutrition

REFERENCES BIBLIOGRAPHIQUES

1. **Ag Iknane Akory :** Analyse de l'environnement politique de la nutrition au Mali, Projet Policy/USAID, Octobre 2002, p1-10
2. **Ag Iknane Akory :** Eléments de base en nutrition, Mali, 2002, vol1, p59-77.
3. **Bandoumal ouagadjio et al :** Contexte général du pays in :

    a. Enquête démographique et de santé, Tchad, février 2005, p1-5.

4. **Centre Nationale de Nutrition et de Technologie Alimentaire du ministère de la santé publique du Tchad :** Terme de références pour l'élaboration d'une politique nationale et d'un plan d'action pour la nutrition au Tchad, N'djamena, Janvier 2009, p 1.
5. **Centre Nationale de Nutrition et de Technologie Alimentaire du ministère de la santé publique du Tchad :** Protocole Nationale de prise en charge de la malnutrition, N'djamena, Avril 2007,72p.
6. **De Onis M, Frongillo EA Jr, Blossner M:** is malnutrition declining? An analysis of levels of child malnutrition since 1980. Bulletin of the World Health Organization 2000; 78: 1222-27.
7. **Donnés de bases de l'UNICEF-Tchad, 2009 :** tableau I, p1
8. **Drewett R et al:** Nursing frequency and the energy intake from breast milk and supplementary food in a rural Thai population: a longitudinal study, European Journal of Clinical Nutrition, 1993, 47(880-891)
9. **Dr Silé Souam Nguélé :** Tabous alimentaires et état nutritionnel des
    a. Enfants de 0-5 ans à N'djamena, Mémoire pour le C.E.S de pédiatrie-
    b. Puériculture, Abidjan 2001, p12, 89-103.
10. **Enquête démographique et de santé au Mali,** Cellules de planification et de statistique, Ministère de la santé, Direction de l'Economie, de l'Industrie et du Commerce, Bamako, Décembre 2006, p 175-181

11. **Enquête démographique et de santé au Tchad, Ministère de Plan, du Développement et de la Coopération, Secrétariat Général, Institut National de la Statistique, des Études Économiques et Démographiques, ORC Macro International, Calverton, Maryland, Février 2005, p193-210**

12. **Feachem RG, Koblnsky MA (1984):** Interventions for the control of diarrheal diseases among young children: promotion of breast-feeding. Bulletin of the World Health Organisation, 62:271-291.

13. **Fokui Jules Valery :** Malnutrition à l'unité de soin nutritionnel pédiatrique de l'hôpital de Gao
    a. Thèse Med, 07-M-152 : Bamako, 2007.

14. **Ghisoffi J :** Besoins nutritionnel et apport recommandés chez l'enfant normal, Lavoisier, Paris 1985, p 77-98.

15. **Herberg S. Pilarg :** Méthode d'évaluation de l'état nutritionnel des populations.

    Application aux pays en voie de développement in «Nutrition et santé publique» Paris ; Lavoisier 1985 : p 77-78.

16. **Kissiedou N'Guessan :** Evaluation, surveillance et promotion de la croissance des enfants de 0 à 5 ans en santé communautaire. Yopougon "Sicobois" (Abidjan)

    Thèse Med : Abidjan 1996, p 143-149.

17. **Ministère de la santé de la république islamique de Mauritanie/Unicef-Mauritanie :** Enquête rapide nationale sur la nutrition et survie de l'enfant en Mauritanie, Avril 2008, p 33.

18. **Mme Koïta Anta Epouse Diallo**

Etat nutritionnel des enfants seropositifs sous traitement antiretroviral au service de pédiatrie de l'hôpital Gabriel Touré à propos de 47 cas.

    a. Thèse Med, 06-M-362 : bamako, 2006

19. Mme Traoré Djenebou Ibrahima Traoré

a. Evaluation de l'état nutritionnel et de la qualité des soins des enfants dans le CSCOM de ségou,

b. Thèse Med, 06-M-349 : Bamako 2006 ; p 50

20. Mme Traoré Djeneba Oumar Traoré

Problématique de l'alimentation des nourrissons de 0-18 mois dans le centre de référence de Sogoniko

Thèse pharmacie, 07-P-23 : Bamako, 2007,71p.

21. Olivier Ngaringuem

    a. Malnutrition proteino-énergétique (M.P.E.) chez les enfants de 0 à 5 ans dans le service de pédiatrie de l'HGRN de N'djamena

Thèse Med : N'Djamena 2003,p 57-68

22. OMS

    i. Alimentation infantile : base physiologique, Bull OMS, 1989

23. Organisation Mondiale de la Santé

Elaboration d'indicateurs pour la surveillance continue des progrès réalisés dans la voie de la santé pour d'ici l'an 2000, santé pour tous, Genève 1981,

24. **Pelletier et al :** Bulletin de l'organisation mondiale de la santé, les effets de la malnutrition sur la mortalité infantile, 1995 : p 443-448

25. **PELLETIER JC :** Malnutrition sévères : approche globale,
    a. L'enfant en milieu tropical, 1993, p 208-209

26. **PERELMAN R :** Alimentation de l'enfant normal
    a. Med infantile, 1992, 99(378-390).

27. **ROTSART de HERTAING et COURTEJOIE J :** Développement normal de l'enfant. Enfant et nutrition, enfant et la santé, 1980, p 72-74.

28. **ROTSART de HERTAING et COURTEJOIE J :** Enfant et la nutrition, enfant et la santé, 1980, p72-74.

29. **Stéphane Arnaud :** Etat nutritionnel et qualité de l'alimentation des enfants de moins de 2 ans dans la ville de Dramé (côte d'ivoire) Thèse d'étude supérieure spécialisée de l'université de Montpelier, octobre 2004,91p.

30. **Société internationale de linguistiques**
    a. Carte linguistiques du Tchad, 2006

31. **Terck D :** Méthode d'appréciation de l'état nutritionnel chez l'enfant, Paris 1992, p 247-252.

32. **UNICEF :** Situation des enfants dans le monde, Décembre 2008, P 122- 125

33. **WFP/UNICEF TCHAD : Enquête de suivi de la situation alimentaire et nutritionnelle au Tchad, N'djamena, Mai 2007, 87p**

34. **WWW.insah.org: LA MALNUTRITION CHRONIQUE AU SAHEL**: un défi pour les stratégies de sécurité alimentaire/CILSS, INSAH, CERPOD ; Septembre 2008, p 8.
35. **WWW.WHO/CDD/SER:** Indicators for assessing breast-feeding practices, Genève 1991, p 1-3
36. **YUSSUF AL QUARDAWI:** Des nourritures et des boissons,

   a. Le licite et l'illicite en islam, 1989, p 44-46.

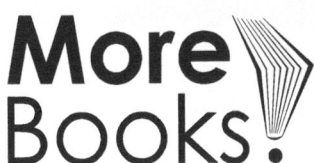

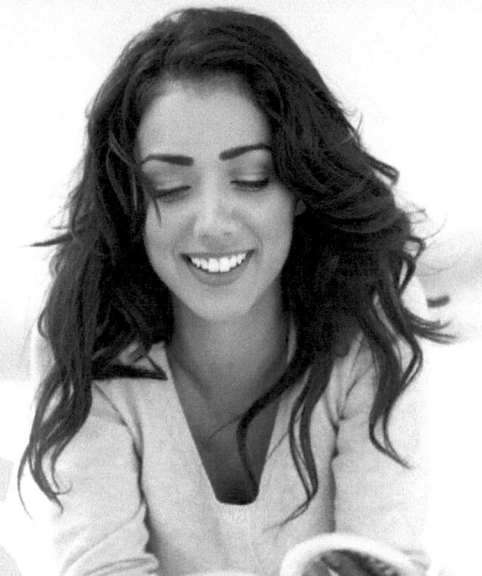

Oui, je veux morebooks!

i want morebooks!

Buy your books fast and straightforward online - at one of world's fastest growing online book stores! Environmentally sound due to Print-on-Demand technologies.

Buy your books online at
www.get-morebooks.com

Achetez vos livres en ligne, vite et bien, sur l'une des librairies en ligne les plus performantes au monde!
En protégeant nos ressources et notre environnement grâce à l'impression à la demande.

La librairie en ligne pour acheter plus vite
www.morebooks.fr

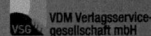 VDM Verlagsservicegesellschaft mbH
Heinrich-Böcking-Str. 6-8   Telefon: +49 681 3720 174   info@vdm-vsg.de
D - 66121 Saarbrücken   Telefax: +49 681 3720 1749 www.vdm-vsg.de

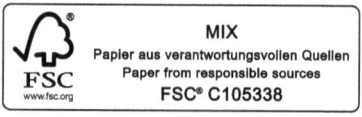

Printed by Books on Demand GmbH, Norderstedt / Germany